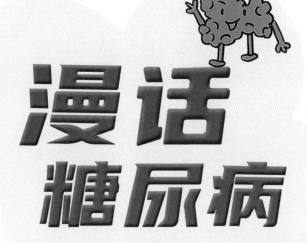

漫话
糖尿病

戴霞　应燕萍　杨丽　凌瑛　韦薇　主编

U0397093

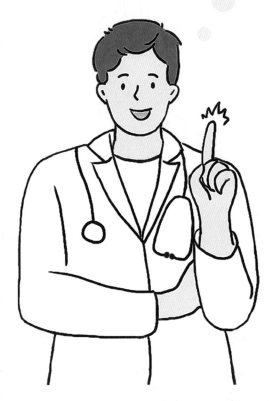

广西科学技术出版社

图书在版编目（CIP）数据

漫话糖尿病 / 戴霞等主编. —南宁：广西科学技术
出版社，2022.11（2023.9 重印）
ISBN 978-7-5551-1826-8

Ⅰ.①漫… Ⅱ.①戴… Ⅲ.①糖尿病—防治—
普及读物 Ⅳ.① R587.1-49

中国版本图书馆 CIP 数据核字（2022）第 125248 号

漫话糖尿病
MAN HUA TANGNIAOBING

戴霞　应燕萍　杨丽　凌瑛　韦薇　主编

策划编辑：罗煜涛　　　　　　　　　责任编辑：李　媛　李宝娟
责任校对：冯　靖　　　　　　　　　装帧设计：梁　良
责任印制：韦文印

出 版 人：卢培钊
出版发行：广西科学技术出版社
社　　址：广西南宁市东葛路 66 号　　　　邮政编码：530023
网　　址：http://www.gxkjs.com

经　　销：全国各地新华书店
印　　刷：广西社会福利印刷厂
地　　址：南宁市秀厢大道东段 4 号　　　　邮政编码：530001

开　　本：787 mm × 1092 mm　1/16
字　　数：210 千字　　　　　　　　　印　　张：16.5
版　　次：2022 年 11 月第 1 版
印　　次：2023 年 9 月第 3 次印刷
书　　号：ISBN 978-7-5551-1826-8
定　　价：58.00 元

编委会

总策划： 戴　霞

主　编： 戴　霞　应燕萍　杨　丽　凌　瑛　韦　薇

副主编： 秦映芬　罗佐杰　梁　敏　梁杏欢　崔妙玲

　　　　　韦　琴　曾国艳　梁　榕　邱锦媚　欧雪群

编写人员：（按姓氏笔画排序）

　　　　　韦　晓　刘玉花　牟晓颖　李　滢　吴　媛

　　　　　张　锋　陈连英　陈金萍　罗祖纯　庞雪兰

　　　　　胡怡香　唐知音　黄　锋　黄燕凤　梁燕娟

　　　　　曾玉萍　游越西　翟　露　黎　莹　潘玉升

　　　　　潘立萍　潘黎玲

序

　　健康是促进人全面发展的必然要求，也是经济社会发展的基础条件，没有全民健康就没有全面小康。然而，随着人民生活水平的提高、饮食结构的改变，糖尿病作为与生活方式和环境因素密切相关的慢性非传染性疾病，其患者数量正在迅速增长。据统计，2021年全球成年糖尿病患者数量达到 5.37 亿，且糖尿病患者逐渐呈年轻化趋势，我国糖尿病患者超过 9700 万人，已成为世界上糖尿病患者最多的国家。糖尿病的发病率、病死率和致残率已经上升成为仅次于心脑血管疾病和恶性肿瘤疾病的第三大疾病。这不仅极大地影响了患者的身心健康，导致患者残障及死亡风险增加，也给社会带来了沉重的经济负担。

　　习近平总书记在党的二十大报告中提出，促进优质医疗资源扩容和区域均衡布局，坚持预防为主，加强重大慢性病健康管理，提高基层防病治病和健康管理能力。对比 5 年前党的十九大报告提出的"预防控制重大疾病"，党的二十大报告提出"加强重大慢性病健康管理"，一方面表明慢性病对我国人民生命健康的危害急需引起足够重视；另一方面也意味着，我国将进一步推动慢性病防控与治疗政策体系的建设。

　　落笔之时，恰逢第 16 个联合国糖尿病日来临。今年联合国糖尿病日的宣传主题是"教育保护明天"（Diabetes：education to protect tomorrow）。国际糖尿病联盟指出，糖尿病患者能够接受持续的健康教育，了解病情，并开展正确的日常自我护理，对于保持健康和避免并发症至关重要。因此，作为医护人员，我们必须立即行动起来，帮助群众增强自我保护、关爱生命、关注健康的意识，提高社会公众对糖尿病的认识，采取有效策略和措施，改变不健康生活方式，进一步实现糖尿病的可防可控。与此同时，作为自身健康的第一责任人，每个人都有责任、有义务把好健康管理"第一关"。《漫话糖尿病》就是这样一本将糖尿病防治知识融入精彩漫画故事中的健康宣教手册。本书的作者戴霞女士，是我院护理人员的杰出代表。作为长期工作在内科护理工作第一线的护理管理者和工作者，她用自己多年的工作实践，以生动形象的漫画和通俗易懂的语言从预防、控制、治疗和自我照护等多角度全程指导糖尿病患者及其家属、糖尿病高危人群，内容涵盖合理的饮食、适当的运动、安全用药等方面。全书没有晦涩的专业术语，而是以润物细无声的方式，让患者"毫无压力"地掌握糖尿病知识及自我管理技能。

为人民群众提供全方位、全周期健康服务是实施"健康中国"行动的落脚点，也是我们每一位医务工作者的初心使命。我非常荣幸能与大家并肩为"健康中国"事业发展贡献一份力量。我希望，这本书能够成为一个良好的载体，提高大众对糖尿病的认识，积极预防糖尿病的发生及发展。

希望我们都能拥有健康的体魄，不要让糖尿病成为"甜蜜"的负担。

是为序。

广西医科大学第一附属医院院长

2022 年 11 月 14 日

目　录

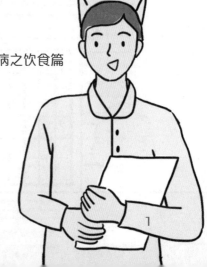

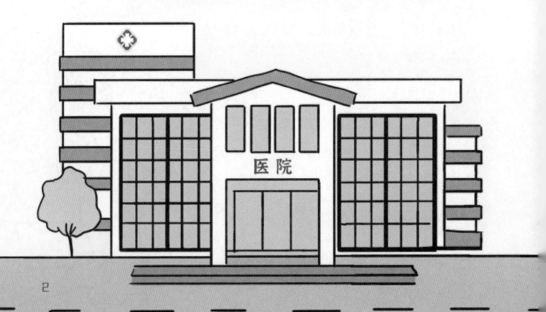

引言故事

星期天的清晨，一缕缕灿烂的阳光穿过树叶的缝隙，透过薄雾，洒满温馨的小屋。今天又是一个艳阳天。

康康缓缓睁开眼，满足地伸了伸懒腰，这时手机传来了"呜呜呜……"的声音。

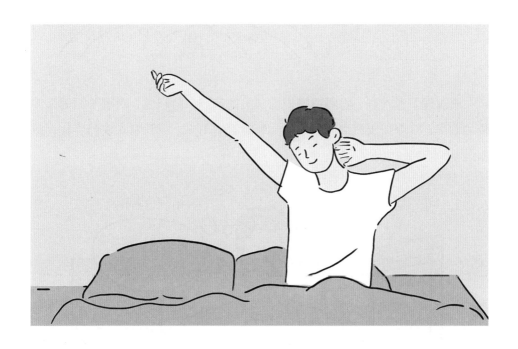

康康拿起手机，走下床。他边刷牙边看手机，聊天群里不停地弹出新的消息，真是热闹非凡。

全全："周末到了，亲们聚起来吧。"

欢欢："好啊，好啊，好久不见，想死你们了。"

健健："哪里见？"

康康："希望公园，上午10点不见不散。"

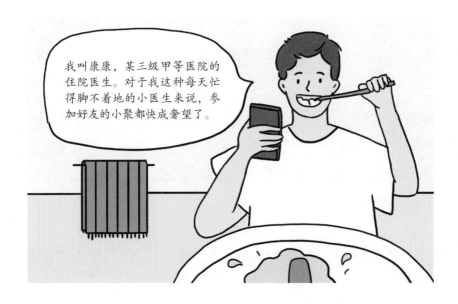

康康理了理衣服，看着镜子里面帅气的自己，背起包，嘴里不时传来愉悦的歌声："今天天气真好……"迎着温暖的阳光，脚踩着欢快的步伐，康康向着约定的地点出发了。

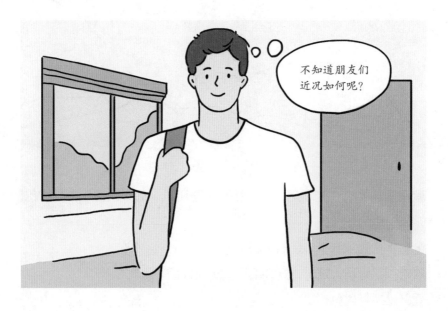

这时，健健正站在希望公园的草地上左右张望，寻找好友们的身影。

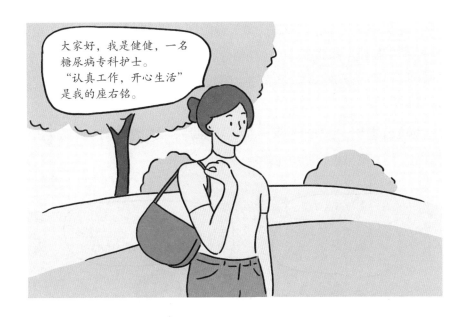

健健作为一名糖尿病专科护士，除了负责打针、发药等护理工作，为糖尿病住院患者建立健康档案，评估患者的护理健康问题，制订相应的护理计划，向患者讲解糖尿病的相关知识，指导患者做好饮食控制、适量运动、胰岛素自我注射、血糖自我监测等生活干预措施，关注患者的心理健康，等等，还要参加医院内疑难或危重患者的护理会诊，参与糖尿病护理门诊的工作……

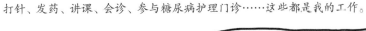

打针、发药、讲课、会诊、参与糖尿病护理门诊……这些都是我的工作。

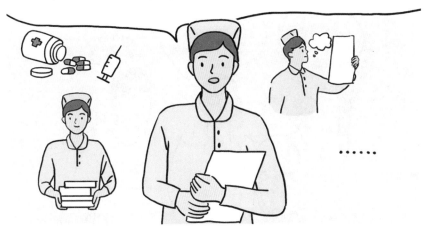

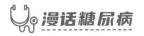

平日里大家忙工作、忙家庭，每天像陀螺一样连轴转，像这样忙里偷闲的时光，三五好友小聚是少有的，期待这次的相聚哦！

康康看见好友健健，激动地走过去朝着她开心地招手，大喊道："这里，这里！"

这两位自高中就相识的老朋友，大学毕业后，他们都在同一家医院工作，只是科室不同，缘分这东西真奇妙啊！

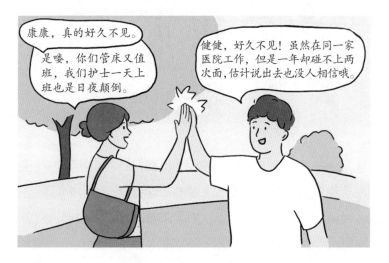

这时，身着宽松长裙、脚穿平底鞋、手扶小圆肚的准妈妈欢欢，悄悄地走到两人身后。

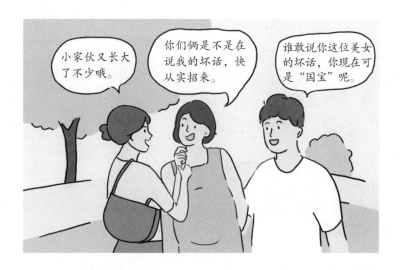

健健和康康转过身，伸手扶住这位调皮的准妈妈，三人相视而笑。

希望公园大门口，一位身材高挑、皮肤白皙的美人站在草地上左顾右盼。

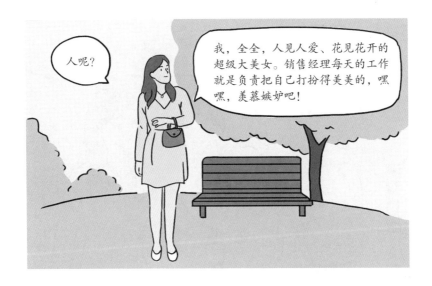

欢欢激动地招手："这里这里！哇，这是哪位大美女？"

欢欢一把拉过全全的手笑着说道："才多久不见，我们的全全小姐姐变得更美了。瞧瞧这小蛮腰，真是让人羡慕啊！以前可爱的肉肉呢？都哪去了？"

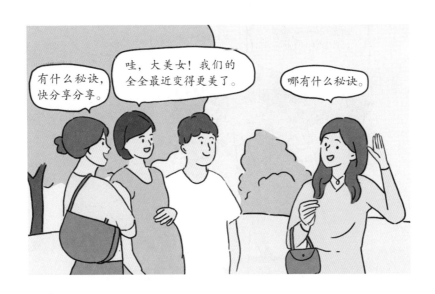

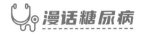

欢欢眼里闪烁着羡慕的目光,嘴里喃喃道。全全伸手摸了摸欢欢的小圆肚。

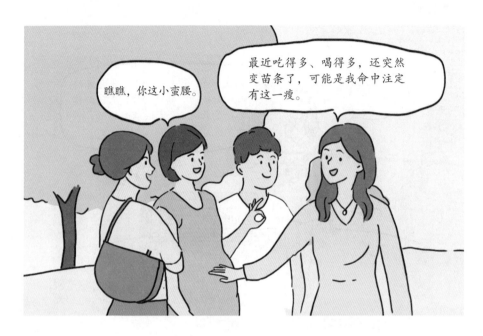

健健故意装作嫌弃地看着欢欢,赶忙笑呵呵地安慰准妈妈。

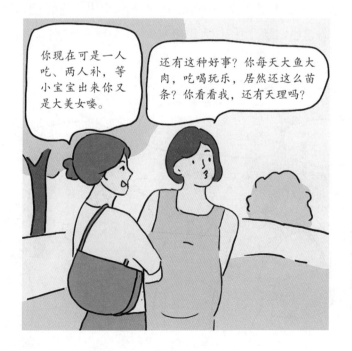

健健拿出野餐垫，全全整理着各种美食，康康一边帮忙整理一边说话。

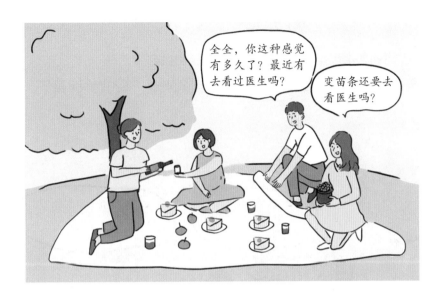

康康有些迟疑道："你的情况有些不对劲，还是抽空去医院好好检查一下吧。"

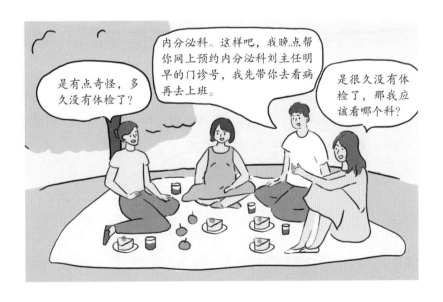

全全说："好，那辛苦我们的康康大医生喽！"

健健说："要不是每天上班忙得很，我就陪你去看医生了。放轻松点，也许什么事都没有呢，就当做个体检吧。"

欢欢小孕妈摸摸自己圆滚滚的小肚子，微微嘟嘴。

全全伸手摸着欢欢的小圆肚，大家看了看欢欢，不约而同地笑了。

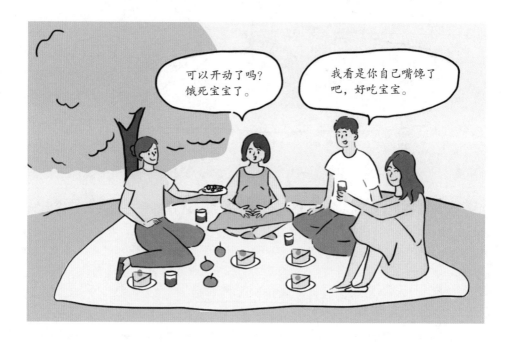

四个许久未见的好朋友顿时忘却所有烦恼，你一言我一语，开怀畅谈，大快朵颐……仿佛又回到了往日的快乐时光。

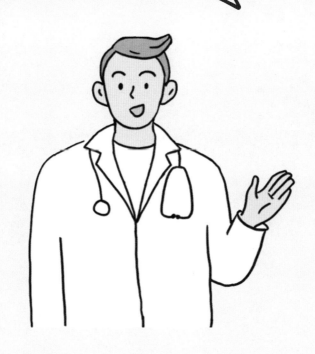

第1章

远离疾病，认识开始
——糖尿病之初识篇

星期一早上 7 点，"铃铃铃……"，起床了。

微风轻拂过床上的脸庞，米黄色的窗帘随风摇曳，康康神清气爽地伸了个懒腰，作为三级甲等医院的住院医生，他早已经习惯了忙忙碌碌的生活，于是拿起手机拨通了全全的电话。

"主人，来电话了，快接电话呀！"全全的手机铃声响起。

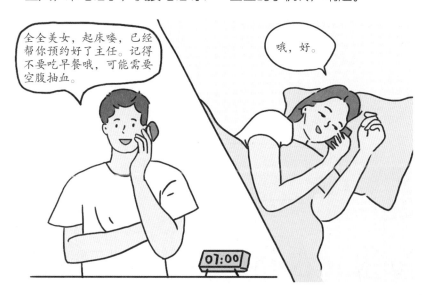

8 点，迎着明媚的阳光，全全和姐姐民民前往医院，一下车就看见站在医院大门口焦急等待的康康。

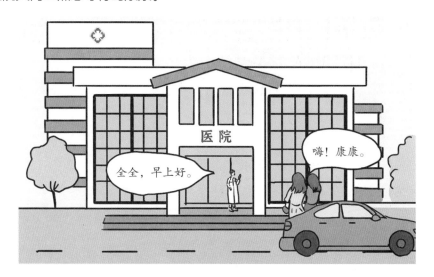

全全说："康康，我有点紧张，应该不会有什么事吧？我这么身强力壮的。"

康康安慰道："别紧张，就当体检吧！"

两人边走边聊很快就到了内分泌科门诊，一起走进刘主任的诊室。

康康恭谨地跟刘主任打着招呼："刘主任，您好！"

刘主任和蔼地说："早上好！"

康康跟刘主任打完招呼，就赶回病房查房了。

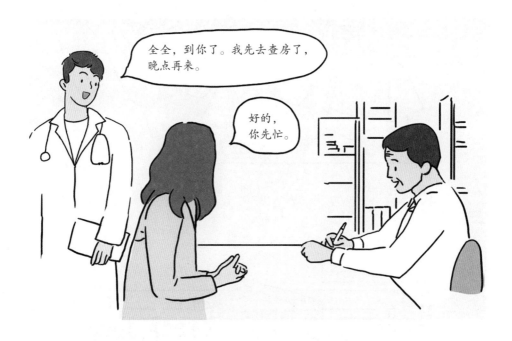

刘主任停下手头的工作，指向办公桌对面的椅子示意全全坐下。

全全见到这位邻家大叔似的刘主任，心里顿时安稳不少。

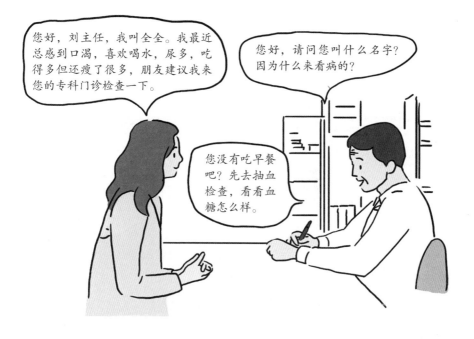

2 小时后，全全拿着报告单回到了诊室。

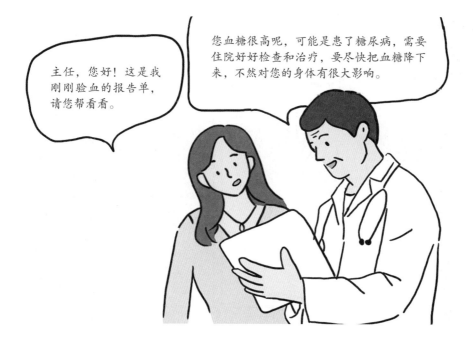

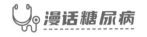

"主人，来电话了，快接电话呀！"这时全全的电话响了起来。

全全看着屏幕上显示"康康帅哥"，便接起电话沮丧地向康康诉说。

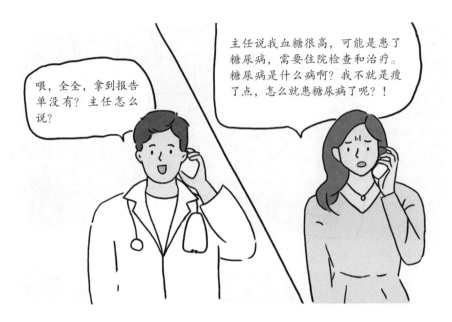

康康听出了全全情绪低落的声音，赶忙安慰她。

全全低声说："好，我等你。"

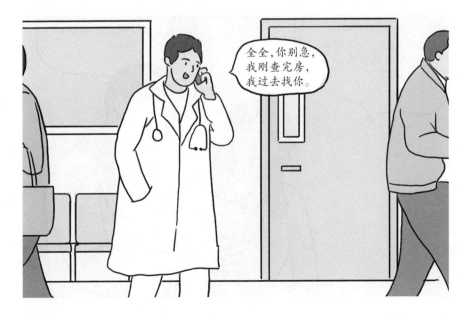

穿过熙熙攘攘的门诊大厅，康康来到内分泌科门诊。全全一脸忧愁地说："康康，我怎么可能得糖尿病呢？糖尿病不是吃糖吃多了才得的吗？我也不爱吃糖，不爱吃甜食啊！"

康康回答道："你可能对糖尿病不太了解，别着急，有我呢。让我们一起来认识一下糖尿病吧！"

糖尿病的来龙去脉

葡萄糖是人体生命活动中不可缺少的营养物质，在人体内可以直接参与新陈代谢的过程。在人体消化道中，葡萄糖比任何其他单糖都容易被吸收，被吸收后能直接为人体组织利用。同时，葡萄糖还可以补充体内水分和糖分，具有补充体液、供给能量、补充血糖、强心利尿、解毒等作用。

一、血糖的由来

血液中的葡萄糖就叫血糖。

当人们进餐后，食物中的碳水化合物经胃进入人体消化道，在肠道被水解成葡萄糖，通过小肠上皮细胞吸收进入血液中，转化为血糖。

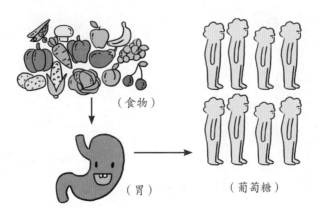

（食物）

（胃）　　　　（葡萄糖）

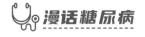
二、血糖的代谢

葡萄糖大军来到血管列车。

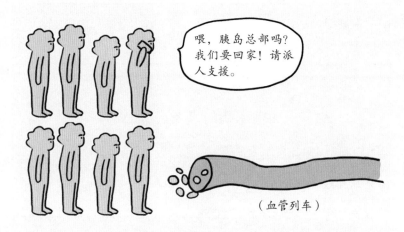

（血管列车）

胰岛总部的领导 β 细胞接到葡萄糖大军的订单，开心地回答道："好的，兄弟，马上安排。"

β 细胞安排办公室门外的胰岛素先生们干活。

1号胰岛素先生兴奋地站起来说："开工喽，我搬砖我快乐！"

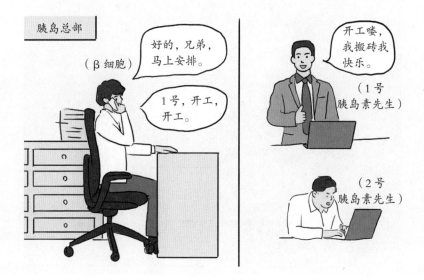

　　葡萄糖大军在 1 号胰岛素先生的带领下，进入血管列车——"欢乐号"。"欢乐号"启动，葡萄糖大军开始了精彩的"欢乐回家之旅"。

三、欢乐之旅——开心回家路

　　"欢乐号"车厢内，葡萄糖大军激动地说："回家喽，回家喽，终于可以回家了。"

　　葡萄糖甲跟身边的葡萄糖兄弟商量道："我们回 1 号——能量之家！"

　　葡萄糖乙："我要去糖原大哥家。"边说边转身问身边的葡萄糖兄弟："你们呢，我们去糖原大哥家好好喝上一杯吧！"

　　葡萄糖丙说："我要去脂肪姐姐家好好度个假！有一起的兄弟们吗？"

　　"兄弟，我跟你一起去。"

　　葡萄糖大军在 1 号胰岛素先生的带领下浩浩荡荡地开启了"欢乐回家之旅"。

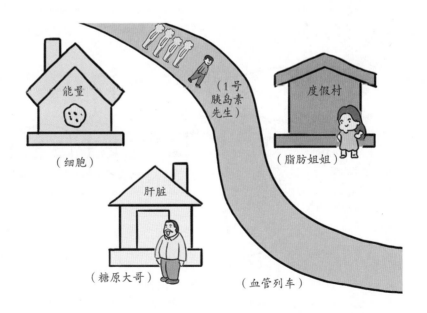

　　"欢乐号"到达组织或器官的细胞后，1号胰岛素先生就带领葡萄糖甲及其兄弟们回到"能量之家"。之后，葡萄糖在身体各组织细胞中氧化分解成二氧化碳和水，同时释放出大量能量，供人体利用消耗。

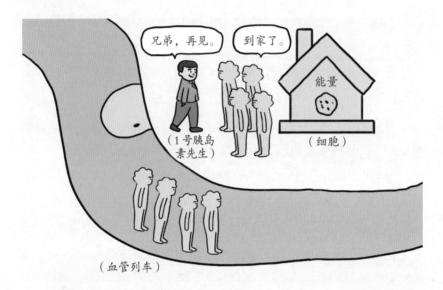

（血管列车）

　　接着，葡萄糖乙跟着1号胰岛素先生搭乘"欢乐号"继续前行。列车很快抵达糖原大哥家，糖原大哥说："兄弟们，欢迎回家。"

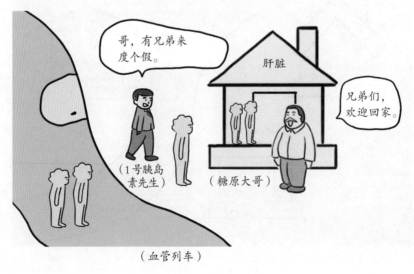

（血管列车）

　　糖原是细胞内贮存的多糖，多糖是由很多葡萄糖手拉手组成的糖链，是糖的一种，主要贮藏于肝细胞及肌细胞中。

　　放下葡萄糖乙和它的兄弟们后，"欢乐号"继续前行，经过长途跋涉，1号胰岛素先生带领余下的葡萄糖大军终于抵达终点站脂肪姐姐的度假村。1号胰岛素先生敲了敲脂肪姐姐家的门："脂肪姐姐，有帅哥来度假，快开门啊！"脂肪姐姐："来喽来喽，欢迎，欢迎来做客。"

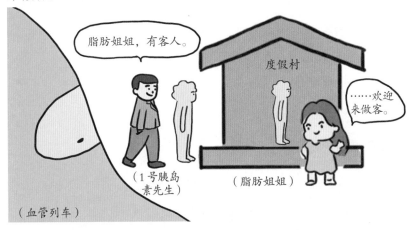

　　1号胰岛素先生光荣地完成了"欢乐回家之旅"领队任务，开心下班。

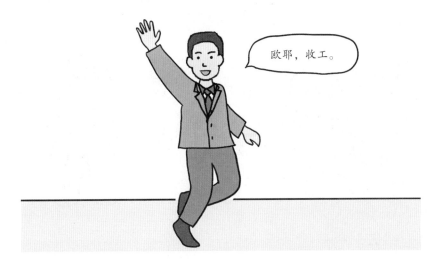

人体进食大量食物后，产生大量葡萄糖，葡萄糖进入血管后，血糖升高，葡萄糖们都急着要回家。

胰岛 β 细胞只能派遣 2 号、3 号、4 号等更多胰岛素先生开工。

当身体不舒服时，胰岛素先生们超负荷工作，其中有部分还累倒了，糖原大哥家再大也是有限的，只能装下部分葡萄糖，而脂肪姐姐这时也闭门不开。葡萄糖只能待在血管里面，对身体各个组织和器官造成不好的影响，如导致糖尿病合并脑卒中、糖尿病合并心血管疾病、糖尿病眼病、糖尿病肾病、糖尿病神经病变等。

当人们在饥饿或在空腹状态时，血管里面的葡萄糖减少，胰岛素分泌减少，促使肝脏中储存的糖原分解为葡萄糖输入血液循环中，避免发生低血糖。

四、尿糖的来源

如果血糖过高，葡萄糖就被迫从肾脏通过尿液排出，加重肾脏负担，尿液中含有大量葡萄糖，形成尿糖。

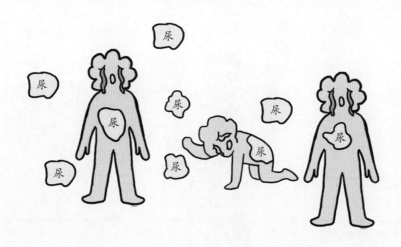

正常情况下，血液流经肾脏时，葡萄糖通过肾小球滤过到肾小管内。在肾小管内绝大多数的葡萄糖又被重新吸收进入血液中，尿液里仅含有一点葡萄糖，每日大约排出葡萄糖 32～93 mg，用常规方法检查不出来，可以说是无糖的。但肾小管对葡萄糖的重吸收是有限制的，当血糖超过一定数值时，肾小球滤液中的葡萄糖不能被肾小管全部重新吸收时，剩余部分葡萄糖就会随着尿液排出而形成尿糖，一般每日排出葡萄糖超过 150 mg。血糖越高尿糖越多，能够出现糖尿的最低血糖水平即为肾糖阈。血糖高于肾糖阈值即出现糖尿，低于此值即无糖尿。正常人的肾糖阈值为 8.9～10.0 mmol/L。

全全恍然大悟："原来糖尿病是这样来的啊！但是……"
全全一脸疑惑地问："胰岛素先生、胰岛 β 细胞，它们又是谁？"

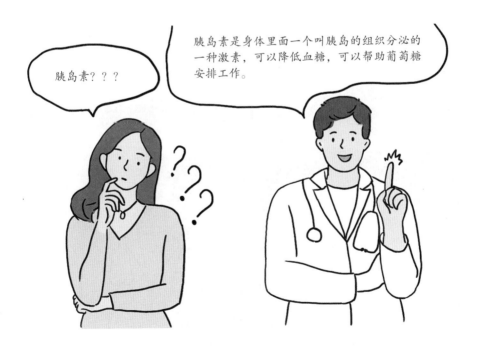

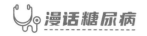

胰岛细胞

在我们的身体里面，有一个长条形的器官，叫作胰腺。在胰腺里散布着许许多多的细胞群，叫作胰岛细胞。胰腺中胰岛细胞总数有100万～200万个。

胰岛细胞根据其分泌激素的功能主要分为以下几种：

①A细胞（α细胞）：占胰岛细胞的24%～40%，分泌胰升糖素。胰升糖素的作用同胰岛素相反，可增高血糖。

②B细胞（β细胞）：占胰岛细胞的60%～80%，分泌胰岛素。胰岛素是一种蛋白质类激素，可以降低血糖。

③D细胞：占胰岛细胞总数的6%～15%，分泌生长激素抑制激素。

全全感到非常吃惊："那胰岛素先生还挺多的啊！怎么还会有葡萄糖找不到工作呢？"

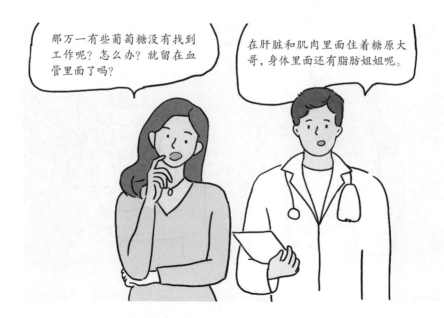

全全问道："那找不到工作的葡萄糖应该先找谁呢？是糖原大哥还是脂肪姐姐？"

康康回答："胰岛素先生带领剩余的葡萄糖首先找到糖原大哥。"

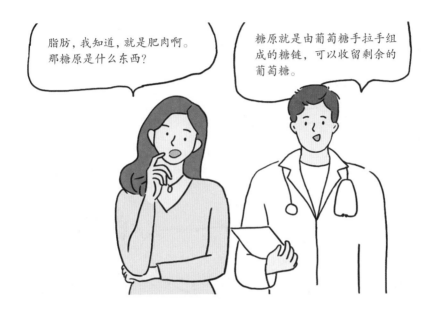

肝糖原的来源

肝糖原的来源有两个。一是食物在饭后经肠道消化吸收入血液中，葡萄糖、果糖、乳糖被输入肝脏，有 60%～70% 转化为糖原储存起来。二是空腹时糖原异生增加，即蛋白质分解成氨基酸，脂肪分解成甘油在肝脏转化成糖原；肌肉收缩生成的乳酸，通过肝脏的代谢，亦可能转化为肌糖原。

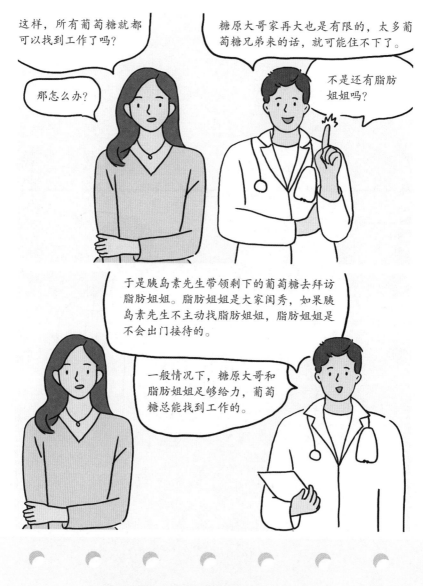

这样，所有葡萄糖就都可以找到工作了吗？

那怎么办？

糖原大哥家再大也是有限的，太多葡萄糖兄弟来的话，就可能住不下了。

不是还有脂肪姐姐吗？

于是胰岛素先生带领剩下的葡萄糖去拜访脂肪姐姐。脂肪姐姐是大家闺秀，如果胰岛素先生不主动找脂肪姐姐，脂肪姐姐是不会出门接待的。

一般情况下，糖原大哥和脂肪姐姐足够给力，葡萄糖总能找到工作的。

胰岛素对脂肪代谢有两大作用

一是促进脂肪的合成。在脂肪细胞中胰岛素可以促进活化的葡萄糖进一步氧化分解，为合成脂肪酸提供原料。二是抑制脂肪组织释放脂肪酸。胰岛素还可以抑制脂肪酶的活性，使脂肪分解速度减慢；促进脂肪组织从血液中摄取葡萄糖和脂肪酸，葡萄糖可以生成合成脂肪所需要的磷酸甘油，加快脂肪酸的脂化。

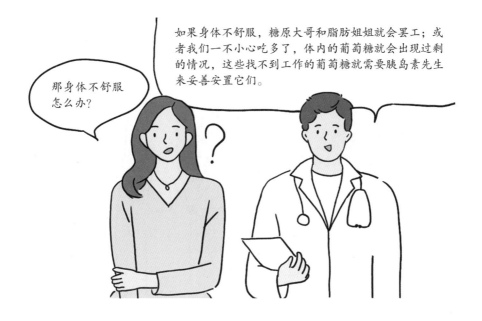

如果身体不舒服，糖原大哥和脂肪姐姐就会罢工；或者我们一不小心吃多了，体内的葡萄糖就会出现过剩的情况，这些找不到工作的葡萄糖就需要胰岛素先生来妥善安置它们。

那身体不舒服怎么办？

全全一脸疑惑地问道："糖原大哥和脂肪姐姐都罢工了，葡萄糖可怎么办呢？不就无家可归了吗？"

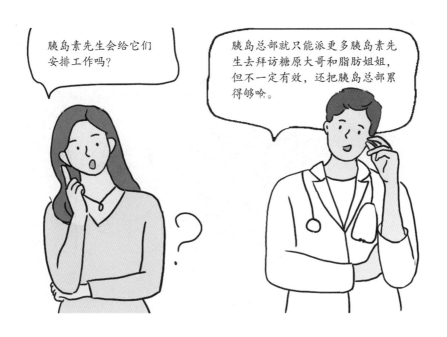

胰岛素先生会给它们安排工作吗？

胰岛总部就只能派更多胰岛素先生去拜访糖原大哥和脂肪姐姐，但不一定有效，还把胰岛总部累得够呛。

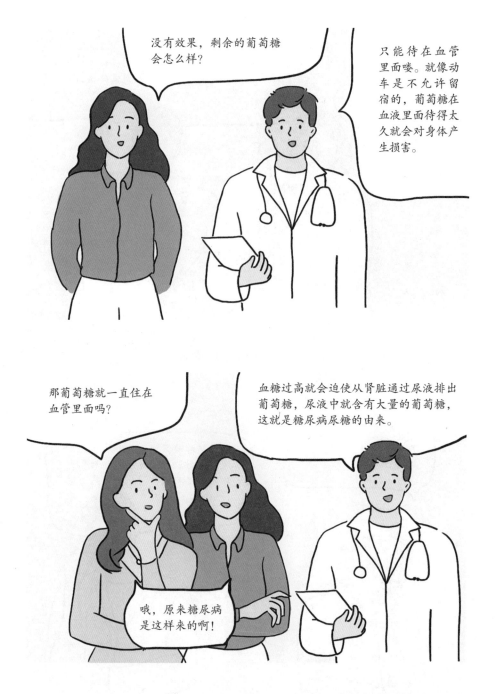

刘主任见全全点头，似乎已经对糖尿病有所了解，叮嘱她赶紧住院治疗。

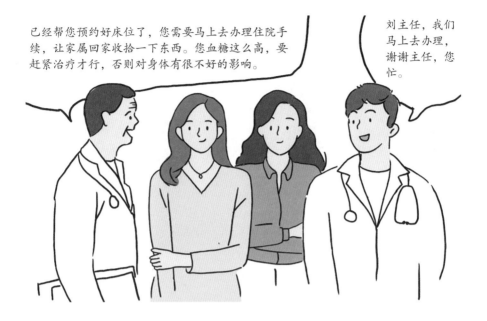

已经都您预约好床位了，您需要马上去办理住院手续，让家属回家收拾一下东西。您血糖这么高，要赶紧治疗才行，否则对身体有很不好的影响。

刘主任，我们马上去办理，谢谢主任，您忙。

康康向刘主任致谢后带着全全和民民走出了诊室，向住院部走去……

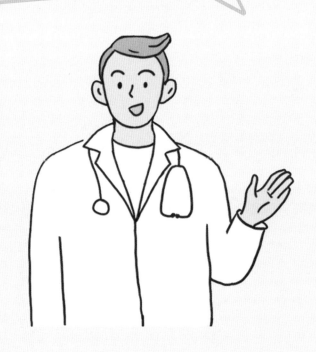

第2章

知晓病因，从容应对
——糖尿病之病因篇
（住院第1天）

康康带着全全和民民办理好住院手续，来到内分泌科住院病区大门口，全全突然停住脚步。

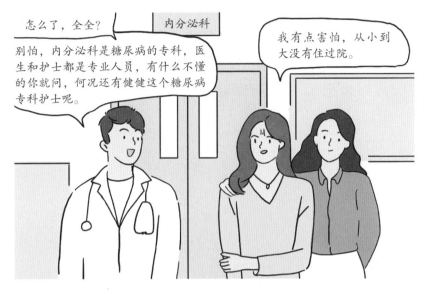

三人说着就来到了护士站。康康说："民民姐，你先回去准备一下全全常用的生活用品，等会送过来吧！"

民民姐："好，那全全就交给你了。"

康康说："有我在，你放心。何况这里是健健工作的科室。"

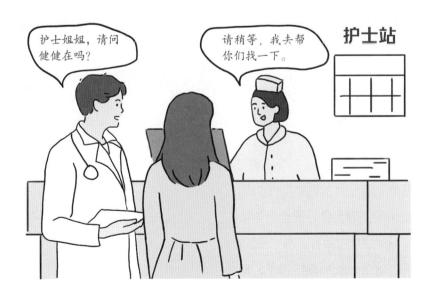

　　几分钟后，健健出来了。只见健健手里拿着一个透明盒，盒上写着"糖尿病教育"字样。健健边走边跟在身旁散步的卷发阿姨说："潘阿姨，您的脚不是不舒服吗？走路慢点。"

　　边走边看的潘阿姨笑呵呵答道："好的，好的。谢谢健健护士。我现在走路都感觉是在踩棉花呢，哪里敢走快？"

　　护士站10米开外，健健眯着眼看前方护士站来的人。

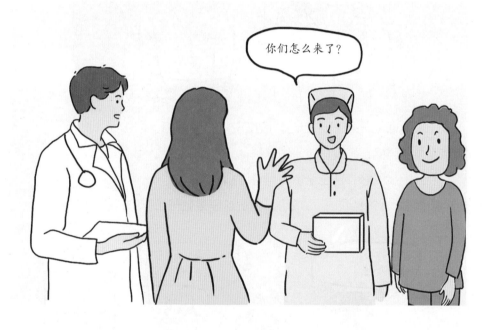

　　健健看着好友问："今天看了刘主任的门诊了吗？没有什么问题吧？你们是顺道来看看我的吗？"

　　康康看了看全全，把全全的检查报告单递给健健。

　　健健接过报告单看了看："空腹血糖12 mmol/L，餐后2小时血糖22 mmol/L，血糖怎么这么高？那要住院了。刘主任帮你约好住院床位了吗？"

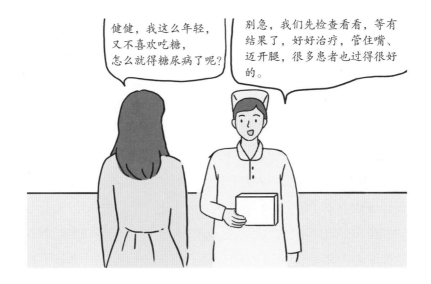

　　健健继续安慰全全："全全，别担心，现在医疗技术已经很发达了，并且还在不断进步，而且还有康康这个医生、我这个糖尿病专科老护士陪着你，只要配合医生好好治疗，做好自我管理，今后不打针、不吃药也是可以控制糖尿病的。"

　　全全看着身边的康康医生和温柔的健健护士，充满信心地说："我一定配合治疗，你们俩可要好好监督我哦。希望我也可以不打针、不吃药就打败糖尿病。"

　　健健接着给全全测量了体温、血压……

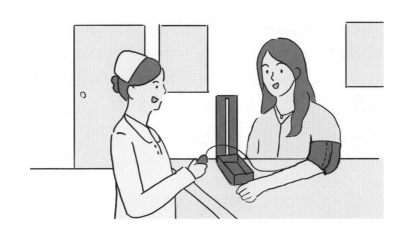

完善病历资料后，健健带着全全走在病房的走廊并温柔地介绍："全全，刚才你所在的地方是护士站，护士站对面的房间是医生办公室，前面进门口的左边是……"

这时，迎面走来一个打扮时髦的大姐，大姐微笑着问："健健护士，这是新来的小妹妹吗？""是啊，潘阿姨，以后您可要多教教她哦。""你说笑了，大家就是在一起分享分享经验。""好的，潘阿姨您先忙，我带她熟悉熟悉病房环境。""好的，回见，小妹妹别担心，有医生和护士在呢。"

健健边走边说："全全，刚刚那个潘阿姨，今年55岁了，患糖尿病10多年了。刚发现患糖尿病的时候她还是一家公司的老总呢，应酬多，经常出差。当时她也像你这样很迷茫，不知所措，现在经过治疗不也过得很好吗？"

健健来到一间房间门口停下来说："全全，你现在住的是18床，17床的病友就是刚刚那个潘阿姨，16床是林乐乐老师，他们都是老病号，有时间你们多聊聊。你的管床医生是李医生，等会他会过来了解你的病情。"全全小声说："好的，健健。"

健健带着全全走进病房："林老师、潘阿姨，你们好！这是全全，你们的'新邻居'。她初来乍到，第一次发现血糖高，你们可要多帮助她哦。"

热情的潘阿姨对健健说："那肯定的，大家都是'好战友'。"转头又对全全说："姑娘，你别怕，只要管住嘴、迈开腿，糖尿病也没有什么可怕的。"潘阿姨用手指了指正在看书的林老师："林老师已经是30年的'老糖友'了，现在什么糖尿病并发症也没有，看起来跟正常人一样呢！"

戴着眼镜看书的林老师回过头打招呼："潘阿姨又拿我说笑了。小姑娘，按医生和护士说的'管住嘴、迈开腿'，你也一定可以正常生活的。"

全全听两位热情亲切的阿姨这么说，如同热锅上蚂蚁的心情顿时平静了下来："那以后麻烦两位阿姨多多指导才行哦！"

康康温柔地说："多了解了解糖尿病的知识，就不害怕了。"

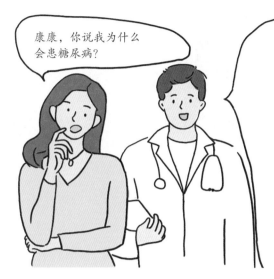

康康，你说我为什么会患糖尿病？

糖尿病是由多种病因引起的以慢性高血糖为特征的代谢性疾病，是由于胰岛素分泌和（或）利用缺陷所引起的。长期高血糖，可能会引起眼、肾、神经、心脏、血管等损伤，这些都是糖尿病的慢性并发症。病情严重或应激时，还可能发生糖尿病酮症酸中毒、昏迷等。

糖尿病的典型症状

糖尿病是由于环境和遗传等多种因素引起的胰岛素相对或绝对不足，胰岛素分泌和（或）利用缺陷引起的糖、脂肪、蛋白质、水和电解质等一系列代谢紊乱的一种疾病。

糖尿病的代谢紊乱往往表现为碳水化合物、脂肪、蛋白质的代谢异常，可出现血糖明显增高、生长发育迟缓、抵抗力下降、血液中的甘油三酯浓度升高等。

糖尿病患者起初没有明显的症状。多数患者起病隐蔽，症状相对较轻或无任何症状，不少患者因慢性并发症（如针刺感、蚂蚁爬、踩棉花、皮肤溃烂、看东西模糊不清等）而就诊或仅于健康检查时发现血糖升高。随着病情的发展，可以出现多饮、多食、多尿、体重减少等糖尿病典型的"三多一少"症状，常伴有软困、乏力，许多患者还有皮肤瘙痒的伴发症状。

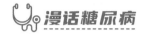
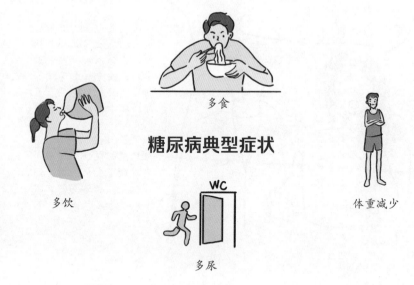

多食

糖尿病典型症状

多饮

WC

多尿

体重减少

1. 多饮

血糖升高导致血浆渗透压升高，刺激口渴中枢，大脑便向身体反馈"口渴"的信息，人就会不停地喝喝喝……

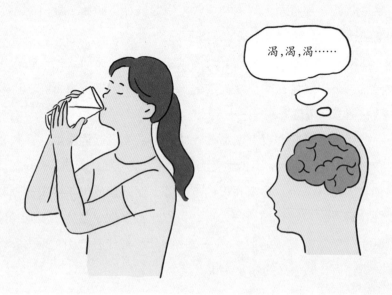

渴,渴,渴……

2. 多尿

当血糖浓度超过 10 mmol/L 时，葡萄糖在体内不能够被利用，而且在肾小球滤液中不能够被肾小管重新吸收，从而形成渗透性利尿出现多尿的症状。

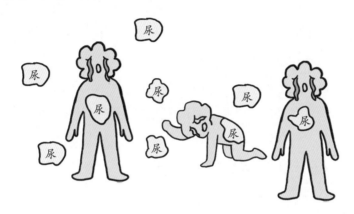

3. 多食

由于发生胰岛素抵抗，葡萄糖不能回"能量之家"，身体无法获得足够的能量，经常处于半饥饿状态，能量缺乏引起食欲亢进，食量增加，血糖上升，尿糖增多，从而形成"吃得多→高血糖→饥饿→吃得多"的恶性循环。

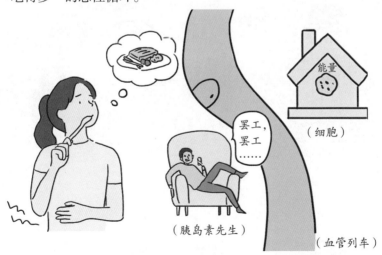

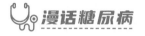

4. 体重减少

胰岛 β 细胞累倒了，胰岛素先生罢工或者偷懒时，当患者摄取的碳水化合物高于正常范围、血糖超过 10 mmol/L 时，葡萄糖就会从尿液中排出，这样患者原有的自身的能量就会被利用得少，导致患者代偿性多摄取能量。能量进入人体之后，仍然不能够被体内的胰岛素所代谢而被身体所利用，仍然会从尿液中排出，形成一个"吃得越来越多，还越来越瘦"的恶性循环。身体因为无法有效利用碳水化合物供给能量，只能通过加速分解体内蛋白质和脂肪供给人体能量和营养。蛋白质、脂肪、碳水化合物这三种供能物质均被过度消耗，加上身体的水分丢失就会造成体重减少。

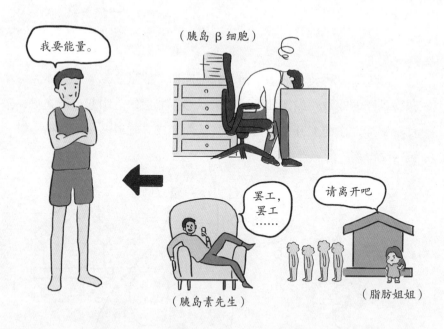

糖尿病的分类

1.1 型糖尿病

起病较急，常因感染或饮食不当诱发起病，可有家族史。典型者有多饮、多尿、多食和体重减少的"三多一少"症状。不典型隐匿或儿童患者多表现为疲乏无力、遗尿、食欲不佳等。20%～40%的患儿以糖尿病酮症酸中毒急症就诊。可伴有视力模糊、皮肤感觉异常和麻木，女性患者可伴有外阴瘙痒。

绝大多数 1 型糖尿病是自身免疫性疾病，由遗传因素和环境因素共同影响导致的。

（1）遗传因素。

研究发现，在同卵双胞胎中 1 型糖尿病的一致性为 30%～40%，遗传因素在 1 型糖尿病发病中起非常重要的作用。

（2）环境因素。

①病毒感染。已知与 1 型糖尿病发病有关的病毒包括风疹病毒、腮腺炎病毒、柯萨奇病毒、脑心肌炎病毒和巨细胞病毒等，近年来肠道病毒也备受关注。

②体液免疫。已发现 90% 新诊断的 1 型糖尿病患者血清中存在多种胰岛细胞抗体、胰岛素抗体等。如出现两种自身抗体阳性，今后发生 1 型糖尿病的可能性达 70%。因此，胰岛细胞自身抗体检测可筛查 1 型糖尿病的高危人群及预测发病可能性，并可协助糖尿病分型及指导治疗。

③细胞免疫。细胞免疫失调在 1 型糖尿病发病中起更重要的作用。细胞免疫失调表现为致病性和保护性 T 淋巴细胞比例失衡。

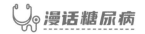

2.2 型糖尿病

据国际糖尿病联盟（IDF）最新数据显示，全球糖尿病患病率为 9.3%，我国糖尿病患病率为 12.8%，约每 8 个中国人中就有一个糖尿病患者。我国是世界上糖尿病患者最多的国家，其中 90% 以上患 2 型糖尿病。

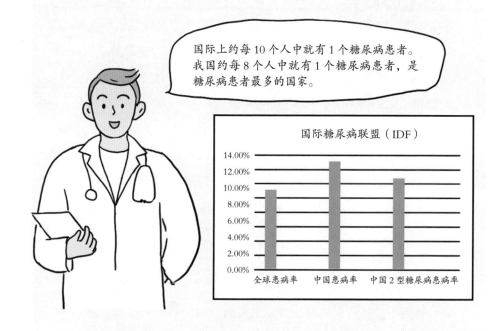

> 国际上约每 10 个人中就有 1 个糖尿病患者。
> 我国约每 8 个人中就有 1 个糖尿病患者，是糖尿病患者最多的国家。

国际糖尿病联盟（IDF）

2 型糖尿病可发生于任何年龄段，但多见于成年人，常在 40 岁以后起病，大多有糖尿病家族遗传病史。大多数患者起病缓慢且隐匿，病情相对较轻，体重超重或肥胖，可伴有高血压、冠心病和脂代谢异常等。不少患者因手脚麻木、视力模糊等症状就诊或在健康体检时发现，仅约 50% 患者出现典型的"三多一少"症状。

2 型糖尿病是由遗传因素及环境因素共同作用的多基因遗传性复杂病。

（1）遗传因素。研究发现，同卵双胞胎中 2 型糖尿病的一致性接近 100%，但他们糖尿病发病的时间和病情的严重程度受环境因素的影响很大。

（2）环境因素。包括年龄、生活方式、饮食习惯、体力活动、化学毒物等。肥胖，特别是中心性肥胖，与胰岛素抵抗和 2 型糖尿病的发生密切相关。

①胰岛素抵抗和 β 细胞功能缺陷。胰岛 β 细胞是一种分泌胰岛素的细胞，而胰岛素是身体里面唯一可以降血糖的激素。胰岛 β 细胞功能缺陷导致胰岛素不足导管血糖升高。体内多种激素代谢紊乱影响组织器官对胰岛素的敏感性降低，引起胰岛素抵抗。

②肠道因素。2 型糖尿病患者肠道菌群结构、功能与健康人不同，肠道菌群可能通过干预宿主营养及能量的吸收利用、影响胆汁酸代谢、促进脂肪的合成及储存、影响慢性低度炎症反应等机制，参与2 型糖尿病的发展。

3. 妊娠期糖尿病

如果血糖不太高，准妈妈一般没有糖尿病症状，和正常准妈妈一样。只有小部分严重的妊娠期糖尿病患者会有糖尿病典型的"三多一少"症状。

4. 特殊类型糖尿病

（1）成年发病型糖尿病。可出现典型的"三多一少"症状，发病年龄常小于 25 岁。

（2）基因突变型糖尿病。发病比较早，身材多消瘦，常常伴神经性耳聋或其他神经肌肉表现。

（3）糖皮质激素致糖尿病。部分患者应用糖皮质激素后可诱发或加重糖尿病，常常与剂量和使用时间相关，多数患者停用糖皮质激素后，糖代谢可恢复正常。

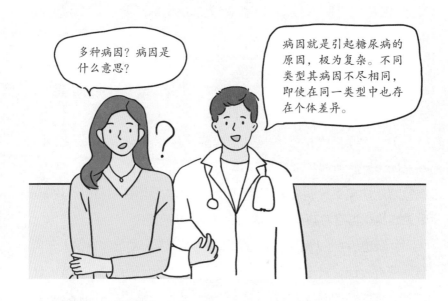

糖尿病的病因和发病机制较为复杂，至今仍不太明确。不同类型的糖尿病，其发病病因和机制都不一样。总的来说，遗传因素及环境因素是导致糖尿病的重要原因。

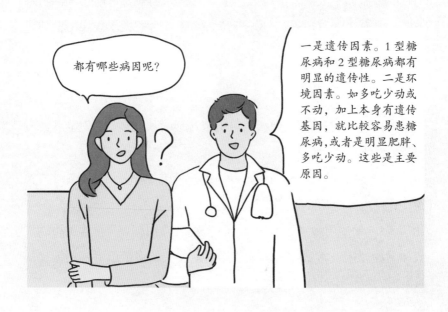

"主人，来电话了，快接电话呀！"全全的电话响了。

全全："喂，姐，嗯，我现在在内分泌科住院病区 18 床。"

民民："全全，办好住院手续了吗？需要收拾什么东西去医院？"

全全："收拾一点生活用品就可以了。"

"主人，来电话了，快接电话呀！"全全的电话再次响起。这次是欢欢来电话。

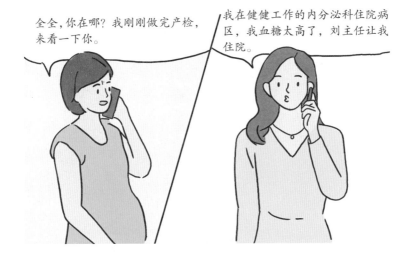

不一会儿，准妈妈欢欢来到了全全身边。这时，全全的管床医生李医生走了进来。

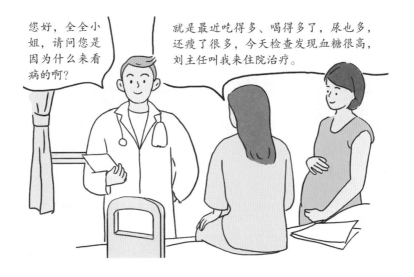

全全边说边把化验报告单递给了李医生："李医生，这是我刚刚验血的报告，请您帮看看。"

李医生接过化验报告单，看了看说："血糖确实挺高的，那您还有什么其他不舒服吗？"

全全说："我除了感觉口渴、饿、尿多，偶尔感觉没有力气，其他也没有哪里不舒服，为什么我就得了糖尿病呢？"

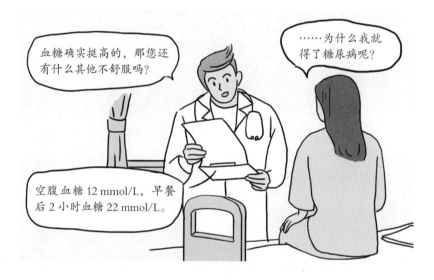

李医生看着一脸焦虑的全全，耐心地解释。

"三多一少"是患糖尿病的典型症状。但大多数患者没有这些症状，有些患者只是觉得身体发软、疲倦和没有力气，许多患者有皮肤瘙痒的伴发症状。

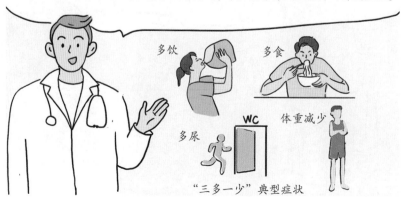

多数患者起病隐匿，症状相对较轻，半数以上患者无任何症状，不少患者因慢性并发症、伴发病或仅于健康检查时发现。

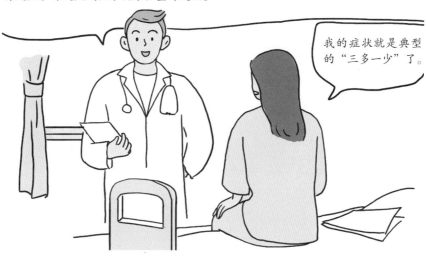

我的症状就是典型的"三多一少"了。

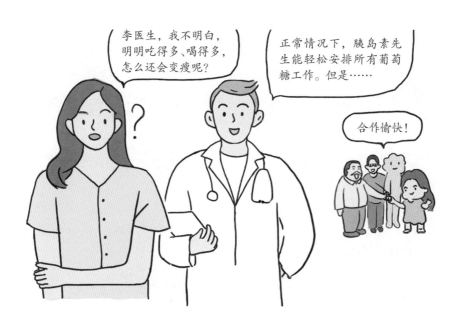

李医生，我不明白，明明吃得多、喝得多，怎么还会变瘦呢？

正常情况下，胰岛素先生能轻松安排所有葡萄糖工作。但是……

合作愉快！

当人们缺乏锻炼或者大量进食后，身体里的葡萄糖大军大量增加时，血糖升高，胰岛 β 细胞只能派遣更多胰岛素先生送葡萄糖大军回家。

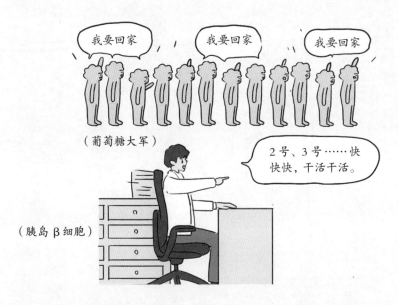

（葡萄糖大军）

我要回家 我要回家 我要回家

2 号、3 号……快快快，干活干活。

（胰岛 β 细胞）

"能量之家""糖原大哥家""脂肪姐姐家"的容量毕竟是有限的，当葡萄糖大军来袭时，糖原大哥和脂肪姐姐也无能为力，只能闭门谢客了。

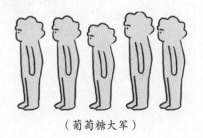

（葡萄糖大军）

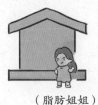

（脂肪姐姐）

葡萄糖大军让胰岛 β 细胞和胰岛素先生苦不堪言，毕竟再优秀的员工，也经不起日夜操劳。

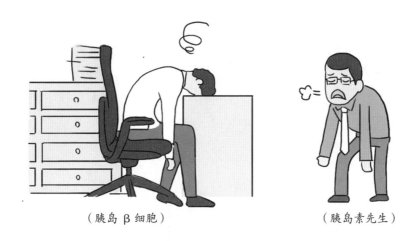

（胰岛 β 细胞）　　　　　　　（胰岛素先生）

胰岛素先生劳累过度，开始罢工或消极怠工（也就是我们说的胰岛素抵抗）。

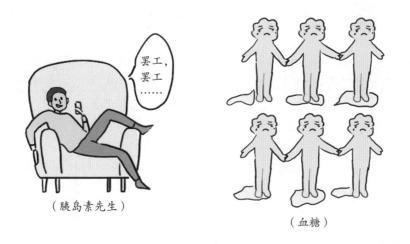

（胰岛素先生）

（血糖）

全全苦着脸说："那现在可以确定我患糖尿病了吗？"

李医生说："可能明天早上还需要抽血做一些检查，才能确定您是不是患了糖尿病，到底是哪一类型的糖尿病。"

全全一脸不理解："哪一类型？糖尿病还有很多类型吗？"

李医生说："糖尿病主要分为 1 型糖尿病、2 型糖尿病、妊娠期糖尿病及特殊类型糖尿病四型，引起的原因各不相同。其中 1 型糖尿病是由于自身免疫系统缺陷及遗传因素和环境因素等多种原因导致的，胰岛 β 细胞被破坏，无法生产出高质量的胰岛素。缺少了这位'列车员'，葡萄糖找不到工作，只能停留在血管，血糖就居高不下了。"

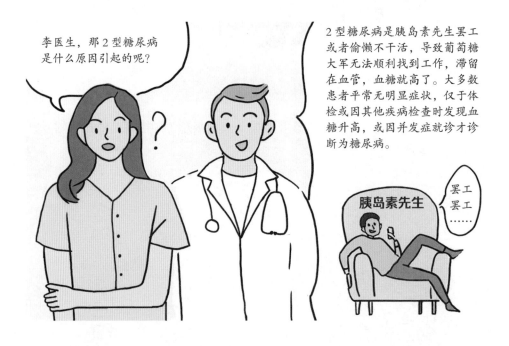

李医生，那 2 型糖尿病是什么原因引起的呢？

2 型糖尿病是胰岛素先生罢工或者偷懒不干活，导致葡萄糖大军无法顺利找到工作，滞留在血管，血糖就高了。大多数患者平常无明显症状，仅于体检或因其他疾病检查时发现血糖升高，或因并发症就诊才诊断为糖尿病。

胰岛素先生

罢工罢工……

李医生接着说："妊娠期糖尿病是指妊娠期间发生的糖代谢异常，但血糖未达到显性糖尿病的水平。"

欢欢惊呼道："喜欢吃甜食，肥胖，孕妇。啊！医生，我不会也得糖尿病了吧？"

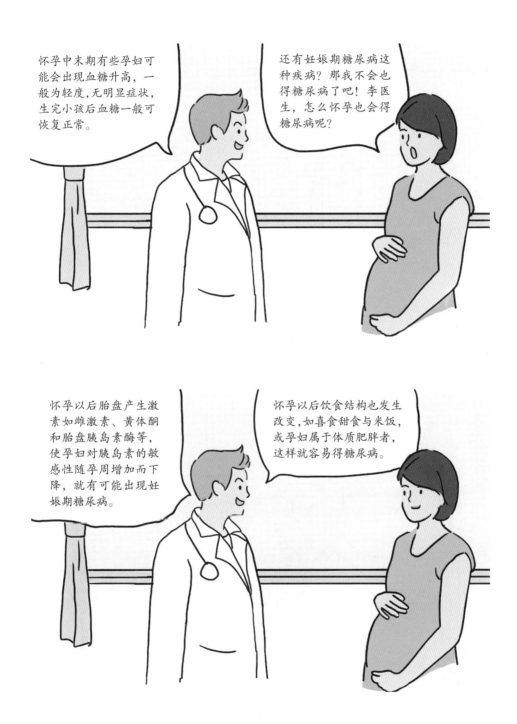

怀孕中末期有些孕妇可能会出现血糖升高，一般为轻度，无明显症状，生完小孩后血糖一般可恢复正常。

还有妊娠期糖尿病这种疾病？那我不会也得糖尿病了吧！李医生，怎么怀孕也会得糖尿病呢？

怀孕以后胎盘产生激素如雌激素、黄体酮和胎盘胰岛素酶等，使孕妇对胰岛素的敏感性随孕周增加而下降，就有可能出现妊娠期糖尿病。

怀孕以后饮食结构也发生改变，如喜食甜食与米饭，或孕妇属于体质肥胖者，这样就容易得糖尿病。

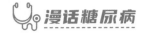
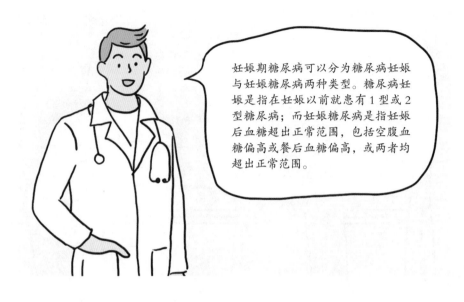

妊娠期糖尿病可以分为糖尿病妊娠与妊娠糖尿病两种类型。糖尿病妊娠是指在妊娠以前就患有1型或2型糖尿病；而妊娠糖尿病是指妊娠后血糖超出正常范围，包括空腹血糖偏高或餐后血糖偏高，或两者均超出正常范围。

欢欢说："那我一定要听医生的话，经常检查自己的血糖才行。万一我得了糖尿病怎么办？小孩受影响就不好了。"

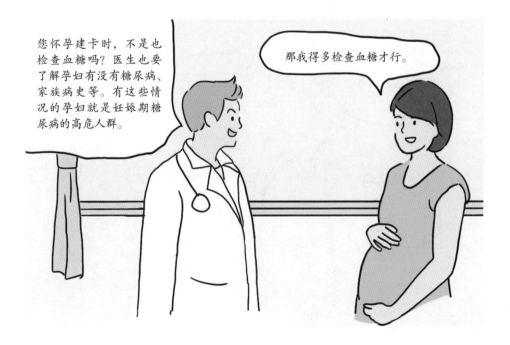

您怀孕建卡时，不是也检查血糖吗？医生也要了解孕妇有没有糖尿病、家族病史等。有这些情况的孕妇就是妊娠期糖尿病的高危人群。

那我得多检查血糖才行。

李医生说："妊娠期糖尿病高危人群一般有妊娠糖尿病史、巨大儿分娩史、多囊卵巢综合征病史、糖尿病家族史、早孕期空腹尿糖阳性等，或属于肥胖者。"

欢欢拍了拍胸口放松道："这些我都没有，幸好我不是高危人群。"

李医生接着介绍特殊类型糖尿病。

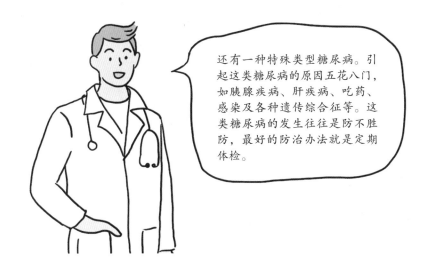

还有一种特殊类型糖尿病。引起这类糖尿病的原因五花八门，如胰腺疾病、肝疾病、吃药、感染及各种遗传综合征等。这类糖尿病的发生往往是防不胜防，最好的防治办法就是定期体检。

这时，民民提着大包小包，气喘吁吁地走进病房。

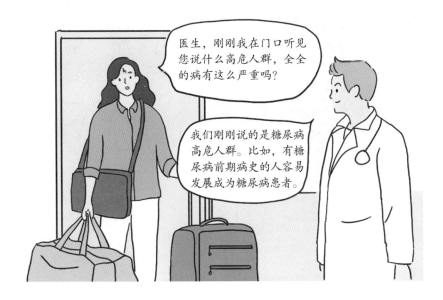

医生，刚刚我在门口听见您说什么高危人群，全全的病有这么严重吗？

我们刚刚说的是糖尿病高危人群。比如，有糖尿病前期病史的人容易发展成为糖尿病患者。

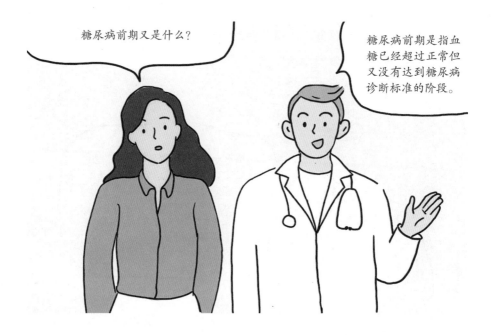

糖尿病前期又是什么?

糖尿病前期是指血糖已经超过正常但又没有达到糖尿病诊断标准的阶段。

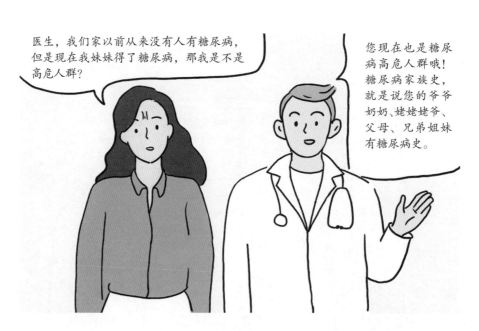

医生,我们家以前从来没有人有糖尿病,但是现在我妹妹得了糖尿病,那我是不是高危人群?

您现在也是糖尿病高危人群哦!糖尿病家族史,就是说您的爷爷奶奶、姥姥姥爷、父母、兄弟姐妹有糖尿病史。

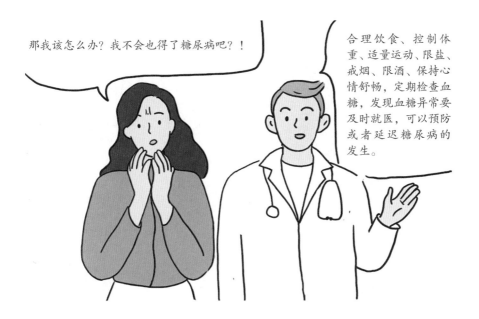

那我该怎么办？我不会也得了糖尿病吧？！

合理饮食、控制体重、适量运动、限盐、戒烟、限酒、保持心情舒畅，定期检查血糖，发现血糖异常要及时就医，可以预防或者延迟糖尿病的发生。

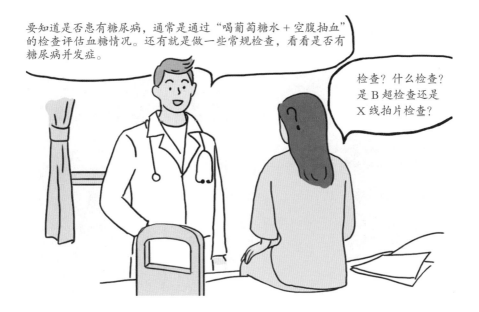

要知道是否患有糖尿病，通常是通过"喝葡萄糖水＋空腹抽血"的检查评估血糖情况。还有就是做一些常规检查，看看是否有糖尿病并发症。

检查？什么检查？是 B 超检查还是 X 线拍片检查？

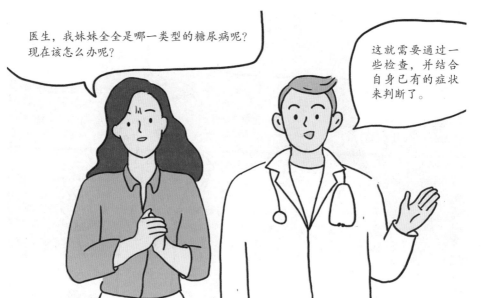

医生，我妹妹全全是哪一类型的糖尿病呢？现在该怎么办呢？

这就需要通过一些检查，并结合自身已有的症状来判断了。

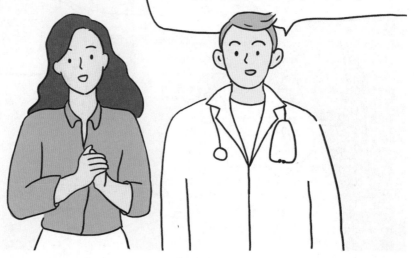

医生，糖尿病患者不是不给吃糖吗？为什么还要喝糖水？

我们医学上称之为口服葡萄糖耐量试验，简称OGTT。通过该试验我们能够了解身体在吃了一定量糖时胰岛素是否能够正常分泌。

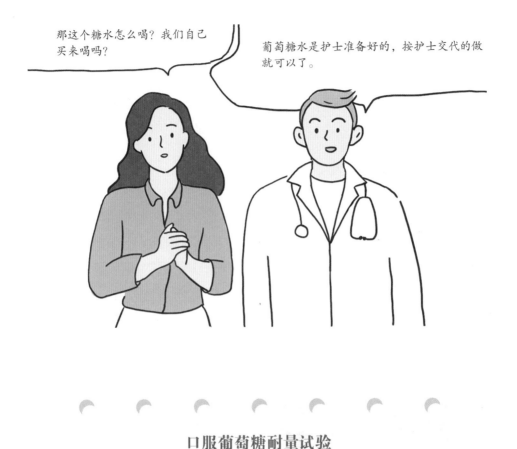

口服葡萄糖耐量试验

口服葡萄糖耐量试验（oral glucose tolerance test，OGTT），是一种检查人体血糖调节功能的方法，多用于糖尿病初次诊断和筛查。正常人口服一定量的葡萄糖后，在短时间内暂时升高的血糖随后不久即可降至空腹水平，该现象称为耐量现象。

当糖代谢紊乱时，口服一定量的葡萄糖后则血糖急剧升高，经久不能恢复至空腹水平，或血糖升高虽不明显，但在短时间内不能降至原来的水平，称为耐量异常或糖耐量降低。

OGTT 适应证如下：

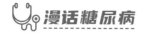
（1）临床疑有糖尿病，单凭血糖化验结果不能确定者。

（2）已确诊糖尿病，需对患者血糖分泌峰值、胰岛素分泌功能、C 肽等做全面了解。

（3）其他原因引起的糖尿鉴别，如肾性糖尿、滋养性糖尿等。

全全疑惑地问道："医生，怎么样才能知道我患的是哪一类型的糖尿病？"

李医生说："目前诊断 1 型糖尿病主要根据患者的临床特征。年龄通常小于 30 岁；'三多一少'症状明显；常因酮症或酮症酸中毒起病；非肥胖体型；空腹或餐后的血清 C 肽浓度明显降低；出现胰岛自身免疫标记物，如谷氨酸脱羧酶抗体（GADA）、胰岛细胞抗体（ICA）、胰岛细胞抗原 2 抗体（IA-2A）、锌转运体 8 抗体（ZnT8A）等。"

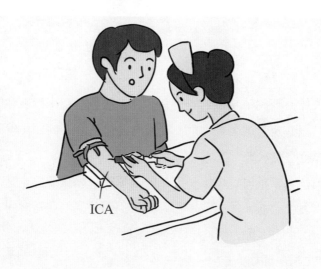

ICA

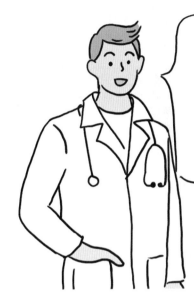

不能仅依据血糖水平进行糖尿病的分型。即使是被视为 1 型糖尿病典型特征的糖尿病酮症酸中毒，在 2 型糖尿病中也会出现。在糖尿病患病初期进行分型有时很困难。如果一时不能确定分型，可先做一个临时性分型，用于指导治疗；然后依据患者对治疗的初始反应以及追踪观察其临床表现，再重新评估、分型。

明天看检查结果再谈。有什么不明白的，随时问医生和护士。

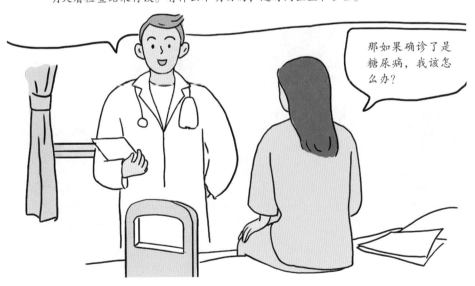

那如果确诊了是糖尿病，我该怎么办？

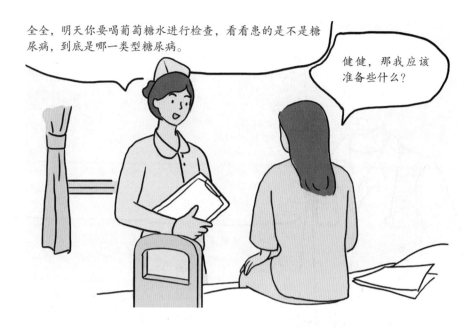

全全，明天你要喝葡萄糖水进行检查，看看患的是不是糖尿病，到底是哪一类型糖尿病。

健健，那我应该准备些什么？

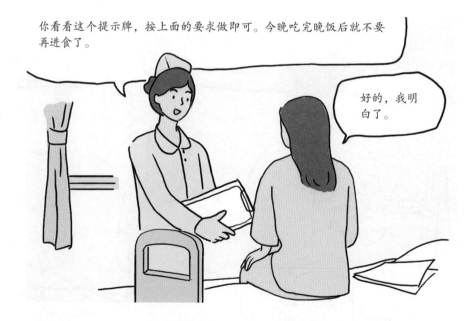

你看看这个提示牌，按上面的要求做即可。今晚吃完晚饭后就不要再进食了。

好的，我明白了。

健健边说边把一个提示牌放在了全全旁边的床头柜上。

口服葡萄糖耐量试验前的准备

（1）试验前 3 天内，每天摄入的碳水化合物不能少于 150 克，否则会使糖耐量降低而出现假阳性。对营养不良者，上述饮食应维持 1 ～ 2 周后才能做试验。

（2）试验前应禁食（可以喝水）8 ～ 10 小时，但试验前一天起及试验过程中禁止喝咖啡、喝茶、饮酒和抽烟。

（3）试验前避免剧烈体力活动，患者至少应静坐或静卧半小时，并避免精神刺激。

（4）如遇急性心肌梗死、脑血管意外、外科手术等应激状态，或有感冒、肺炎等急性病，都可使糖耐量降低，需等病情完全恢复后再做试验。

（5）许多药物如水杨酸钠、烟酸、口服避孕药、口服降糖药等，均可使糖耐量降低，在试验前应至少停用 3 ～ 4 天。

（6）应停用可能影响血糖的药物，如糖类皮质激素、口服避孕药等。

（7）试验中服用的葡萄糖水浓度不应过高或者过低，一般来说 75 克葡萄糖粉溶于 300 毫升温开水就可以了。

（8）在口服第一口糖水开始计时，分别于 1 小时、2 小时、3 小时抽静脉血，并及时送检，以免影响检测结果。

全全问道："健健，明天早上大概几点抽血？"

健健回答道："早上 6 点左右会有护士来给你抽空腹血（第 1 次抽血），到时护士会帮你准备好葡萄糖水，一般是 75 克葡萄糖粉加到 300 毫升的温开水，充分混匀，喝第一口开始记录时间，5 分钟内喝完所有葡萄糖水。喝完糖水以后就不能再吃别的食物了，最多只能喝一些白开水哦！每等待 1 小时抽血 1 次，直到抽完第 4 次血，才可以吃别的东西哦。等待抽血的时候可以散散步，但不能做剧烈运动哦。你只需要在床位等待护士就可以了。"

民民说："要抽 4 次血啊，抽那么多血，要吃多少只鸡才能补回来？"

潘阿姨笑着说："每次都只要一点点血，4 次加起来都没有你喝一口水多，放心，而且偶尔抽点血对身体还有好处呢。"

健健接着对全全说："今晚 10 点以后就不能吃米饭、水果等食物了，只可以喝水。如果晚上你有什么不舒服记得打铃告诉我们医务人员。我们护士晚上也会来巡视病房。医院里面，24 小时都有医生和护士在，你放心。"

全全答道："明白了，健健。"

潘阿姨笑呵呵说："健健护士，有我跟林老师在，你放心，我们会监督她的。"

第3章

患病无奈，管理有方
——糖尿病之治疗篇
（住院第2天）

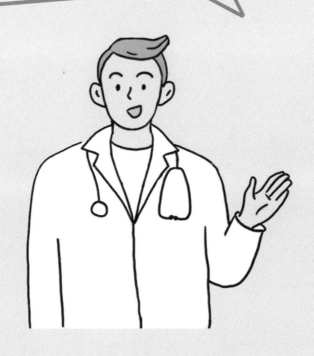

早上 6 点，小美护士一手推开病房门，一手熟练地打开墙上的开关。顿时，房间一片光明。

全全抬起手臂，挡住睡意蒙眬的双眼，转头看了看窗外，此时的天际已微露出鱼肚白。

紧随小美进来的是推着一辆车子的护士小兰。车上摆满了颜色各异的试管，一小托盘内放着棉签和碘伏。小美手拿托盘和试管，小兰手拿执行单，一起来到全全床边，核对全全的信息。

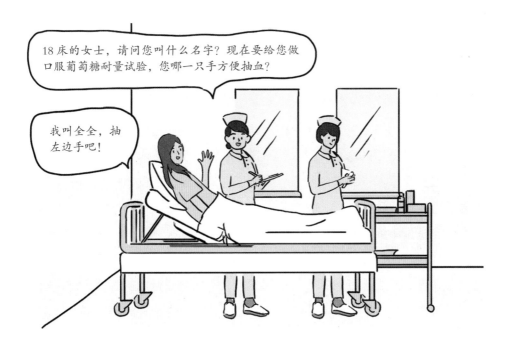

小美护士给全全抽完血，并交代了注意事项。

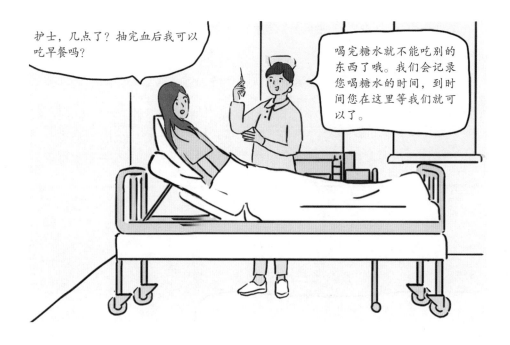

说完，小美护士指了指床头柜上昨天健健留下的关于 OGTT 的提示牌："如果有什么不懂的地方，可以看看这个温馨提示牌，也可以问我们。"

小兰护士拿着一袋白色粉末状物问道："全全，您的水杯是哪一个？我准备给您冲葡萄糖粉。"

全全指着床头柜上的白色马克杯："这个。"

小兰护士熟练地给全全配置葡萄糖水，并嘱咐："全全，已经给您冲好葡萄糖水了。水有点烫，等会您记得喝哦。喝第一口糖水的时候，您记得记录一下时间，5 分钟内要喝完糖水。等一会儿我会来记录时间。喝完糖水就不可以吃别的食物了，但可以喝水。"

全全问道："小美护士，什么时候可以知道抽血的结果？"

小美护士答道："下午吧。"

全全有点失望："好吧，谢谢小美护士。"

下午 4 点，李医生拿着病历，健健推着治疗车，车上放着透明的塑料盒，只见盒上写着"胰岛素注射专用"字样，两人一起来到全全的病床旁。

　　全全看见李医生和健健一起走进病房，着急地问道："李医生，早上抽血检查的结果出来了吗？"

　　李医生把检查报告递给全全："这是您早上抽血检查的结果。"

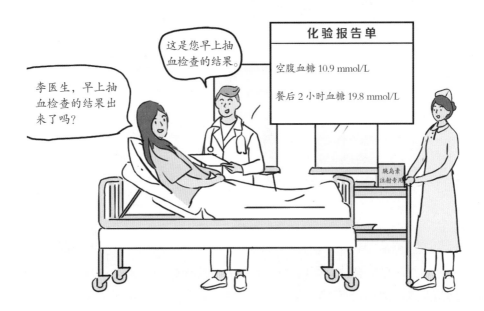

　　全全接过化验报告单，看了看，开心地说："血糖比昨天低了很多，我没有患糖尿病吧？！"

　　健健说："全全，你先别急，好好听李医生说。"

　　李医生耐心地向全全解释病情。

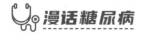

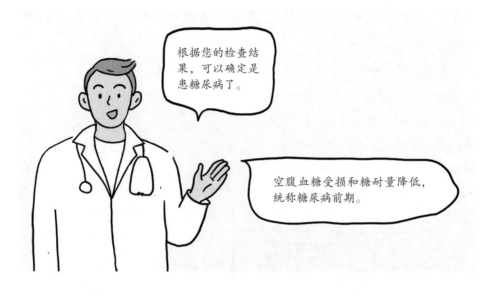

糖尿病诊断标准

《中国2型糖尿病防治指南（2020年版）》指出，糖尿病要结合糖尿病典型症状与静脉抽血血糖（如空腹血糖、餐后2小时血糖、随机血糖）的结果来诊断。

糖尿病典型症状即多饮、多食、多尿、体重减少的"三多一少"症状。

糖尿病诊断标准：

（1）"三多一少"+随机血糖≥11.1 mmol/L。

（2）"三多一少"+空腹血糖≥7.0 mmol/L。

（3）"三多一少"+餐后2小时血糖≥11.1 mmol/L。

（4）"三多一少"+糖化血红蛋白（HbA1c）≥6.5%。

如果不伴有糖尿病典型症状，则需要做另外一次不同时间的血糖检查来确定或排除糖尿病的诊断。

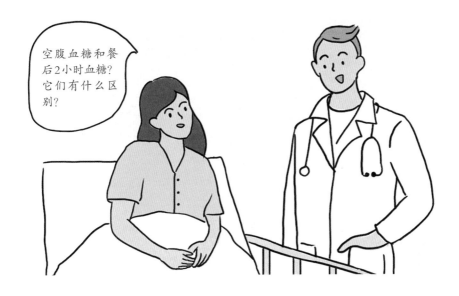

李医生说："空腹血糖是在早上起来还没有吃早餐之前做的检查，也就是今天早上护士给您抽第一次血做的检查，可以评估您的胰岛分泌功能。餐后 2 小时血糖则是您吃了早餐或者中餐或者晚餐后 2 小时测的那一次血糖，可以反映您身体内葡萄糖的代谢是否正常。血糖可在很多时间点进行检测的哦！"

血糖与糖化血红蛋白

随机血糖是指与进餐时间无关的任意时间的血糖值，可以在餐前或餐后任意时间测定。随机血糖的正常值 < 7.8 mmol/L。

空腹血糖是指在隔夜空腹（至少 8 ~ 10 小时未进食，饮水除外）后、早餐前采的血浆（静脉抽血）检测出的血糖值，能反映胰岛 β 细胞功能，一般用来表示胰岛的基础分泌功能，是糖尿病最常用的检测指标。正常人的空腹血糖值为 3.9 ~ 6.1 mmol/L。

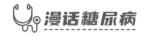

　　餐后 2 小时血糖是指从进餐后的第一口计时，2 小时后所测得的静脉血中的血糖值，可以监测机体葡萄糖代谢是否正常。餐后 2 小时血糖正常值＜ 7.8 mmol/L。

　　糖化血红蛋白是人体血液中红细胞内的血红蛋白与血液中的糖类结合的产物，与血糖浓度成正比，且保持 120 天左右，所以可以反映 120 天内的血糖水平，是糖尿病诊断新标准和治疗监测的"金标准"。

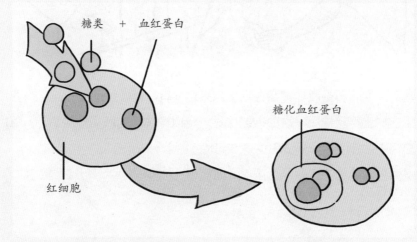

糖化血红蛋白控制范围：

　　（1）4%～6%：正常。

　　（2）6%～7%：比较理想。

　　（3）7%～8%：一般。

　　（4）8%～9%：控制不理想，需加强血糖控制，多注意饮食结构及运动，并在医生指导下调整治疗方案。

　　（5）＞9%：血糖控制很差，是慢性并发症发生发展的危险因素，可能引发糖尿病性肾病、动脉粥样硬化、白内障等并发症，并有可能出现酮症酸中毒等急性并发症。

糖化血红蛋白与血糖关系对照表

糖化血红蛋白指数	平均血糖水平（静脉抽血）
6%	7.0 mmol/L
7%	8.6 mmol/L
8%	10.2 mmol/L
9%	11.8 mmol/L
10%	13.4 mmol/L
11%	14.9 mmol/L
12%	16.5 mmol/L

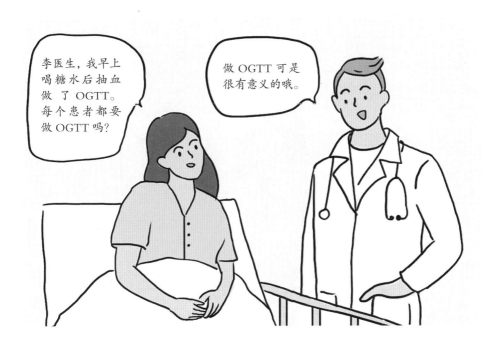

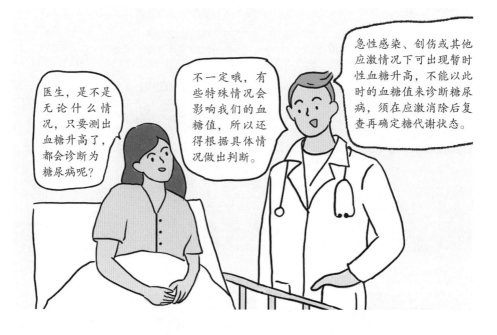

医生，是不是无论什么情况，只要测出血糖升高了，都会诊断为糖尿病呢？

不一定哦，有些特殊情况会影响我们的血糖值，所以还得根据具体情况做出判断。

急性感染、创伤或其他应激情况下可出现暂时性血糖升高，不能以此时的血糖值来诊断糖尿病，须在应激消除后复查再确定糖代谢状态。

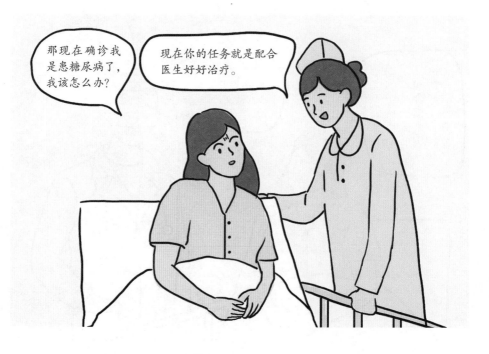

那现在确诊我是患糖尿病了，我该怎么办？

现在你的任务就是配合医生好好治疗。

全全问："怎么配合？"

李医生说："糖尿病采用的是综合治疗方案，主要包括饮食疗法、运动疗法、药物治疗、血糖监测、健康教育及并发症的预防等。其中，饮食疗法和运动疗法是控制 2 型糖尿病高血糖的基本措施。在饮食疗法和运动疗法不能使血糖达标时，应及时采用口服降糖药物和胰岛素治疗。"

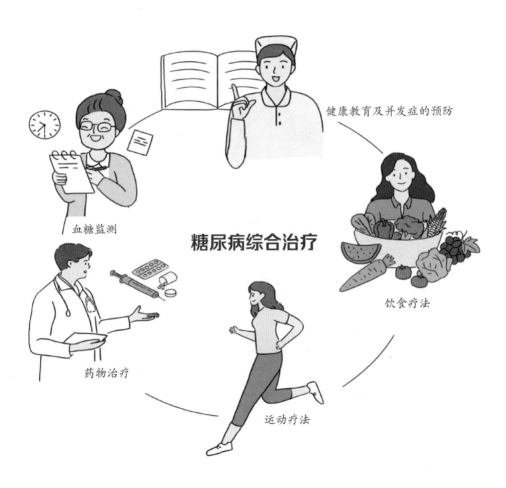

健康教育及并发症的预防

血糖监测

糖尿病综合治疗

饮食疗法

药物治疗

运动疗法

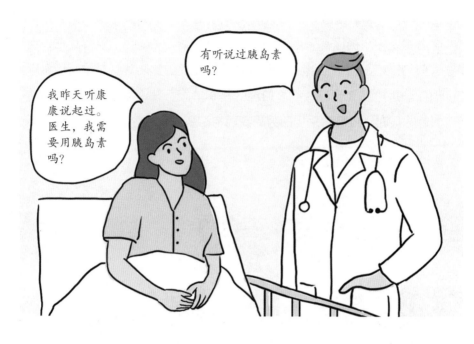

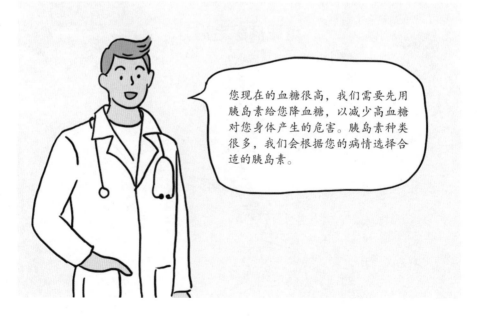

胰岛素治疗是控制高血糖的重要手段

（1）1 型糖尿病患者起病时就需要胰岛素进行治疗，需要依赖胰岛素维持生命，也必须使用胰岛素控制高血糖，并降低糖尿病并发症的发生风险。

（2）新诊断 2 型糖尿病患者如有明显的高血糖症状、酮症或糖尿病酮症酸中毒，首选胰岛素治疗。待血糖得到良好控制、症状得到显著改善后，再根据病情制订后续的治疗方案。

（3）若新诊断糖尿病患者分型困难，与 1 型糖尿病难以鉴别时，可首选短期胰岛素治疗。待血糖得到良好控制、症状得到显著改善、确定分型后再根据分型和具体病情制订后续的治疗方案。

（4）2 型糖尿病患者在生活方式干预和口服降糖药治疗的基础上，若血糖仍未达到控制目标，即可采用口服降糖药和胰岛素的联合治疗方案。通常足量经口服降糖药物治疗 3 个月后，糖化血红蛋白指数仍大于等于 7.0% 时，可考虑启动胰岛素治疗方案。

（5）在糖尿病病程中（包括新诊断的 2 型糖尿病），出现无明显诱因的体重显著下降时，应该尽早使用胰岛素治疗。

在某些时候，尤其是病程较长时，胰岛素治疗可能是最主要的甚至是必须的控制血糖的措施。

胰岛素种类众多，作用各不相同，可以满足不同患者的需要，是临床上治疗糖尿病名副其实的"降糖指挥官"。

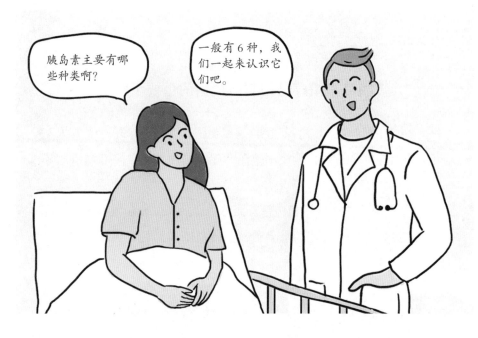

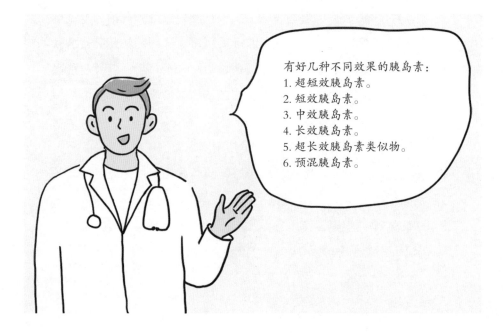

1. 超短效胰岛素
有效时间在 10 ～ 20 分钟，持续时间也较短，为 3 ～ 3.5 小时。主要有诺和锐、优泌乐、速秀霖。

2. 短效胰岛素
有效时间约 30 分钟，维持时间 6 ～ 8 小时。主要有普通胰岛素、中性胰岛素、优泌林、诺和灵。

3. 中效胰岛素
有效时间比短效胰岛素稍延长。主要有低精蛋白锌胰岛素注射液。

4. 长效胰岛素
有效时间较长，为 18 ～ 24 小时。主要有鱼精蛋白锌胰岛素注射液。

5. 超长效胰岛素类似物
全天 24 小时持续释放胰岛素，一般一天打一针就可以了。主要有来得时、长秀霖。

6. 预混胰岛素
短效胰岛素和中效胰岛素按一定比例在工厂预先混合好的产品。主要有诺和灵 50R/30R、优泌林 50R、万邦林 30R。

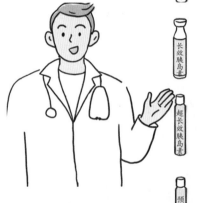

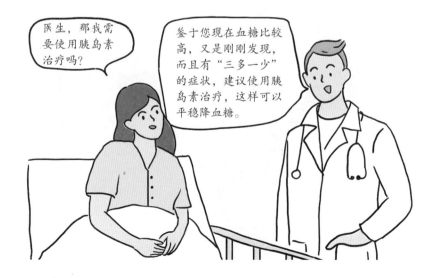

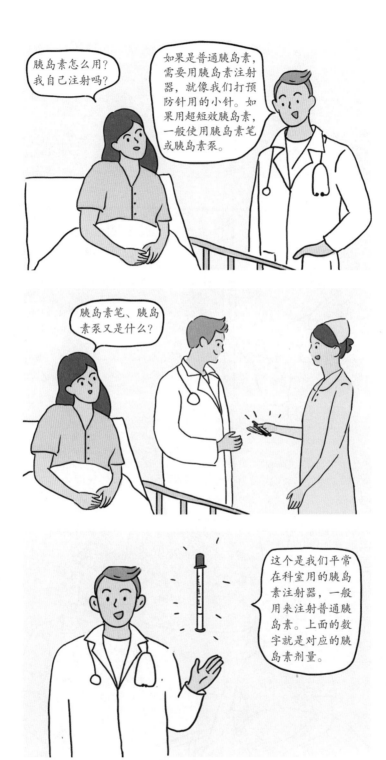

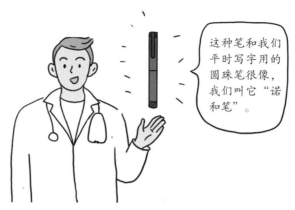

这种笔和我们平时写字用的圆珠笔很像，我们叫它"诺和笔"。

　　它由笔身（笔帽、笔芯架、机械装置）、针头、笔芯三部分组成。其中，笔芯里面装了胰岛素药液，使用时把笔芯放入笔身，再装上针头，选好剂量，消毒皮肤后把针头刺入皮肤，轻轻一按，就完成胰岛素注射。

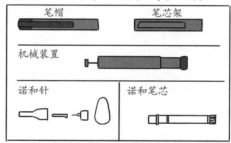

胰岛素笔使用流程

注射前洗手

核对胰岛素类型和注射剂量

安装胰岛素笔芯

预混胰岛素需充分混匀

正常安装胰岛素注射笔用针头，排尽笔芯内空气，将计量旋至所需刻度

检查注射部位及消毒

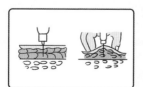

根据胰岛素注射笔针头的长度明确是否捏皮及进针的角度。绝大多数成人采用 4 毫米和 5 毫米的针头。无须捏皮，垂直进针即可

注射完毕后，针头置留至少 10 秒后再拔出

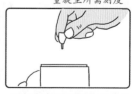

注射完成后立即旋上外针帽，将针头从注射笔上取下，并丢弃到利器盒中

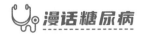

健健递给李医生一个"小东西"。

李医生接过"小东西"说："这个小东西我们叫'胰岛素泵'，你可别看它小，它的用处可大了。"

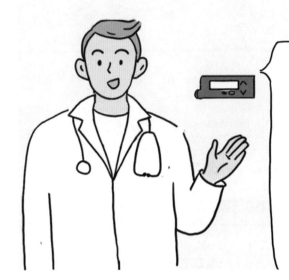

我们大部分患者每天用注射器多次为自己注射胰岛素，但由于中长效胰岛素吸收水平差异较大，患者不能按照胰岛素的需求量自行调整注射剂量且人体的运动会影响胰岛素的吸收，容易造成低血糖，同时每天注射3～4次胰岛素也会给患者带来很大的疼痛感。

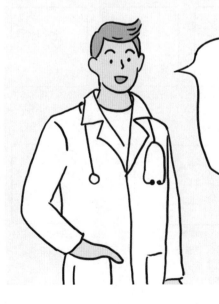

胰岛素泵可以模拟正常人的生理节律持续输注胰岛素，使血糖达到满意的控制状态。它有安全及报警系统，不必担心出现过量输注问题。这么聪明的系统就如同为您移植了一个健康的胰腺。

潘阿姨看见李医生手里的"小东西"，激动得不得了。

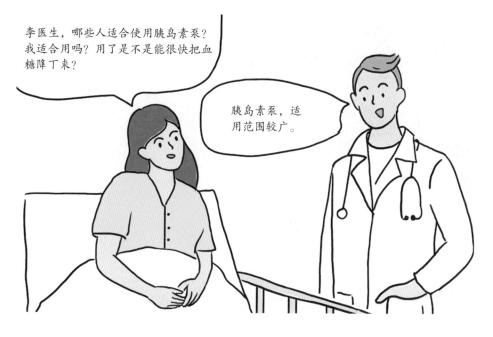

这个设备我弟弟就用过，他是一个公司老总，每天都有很多应酬，血糖时高时低，波动很大。

后来医生建议他装一个胰岛素泵。因为从来没有见过，更加没有用过，刚开始他以为装泵需要开刀，都不敢用。经过医生的解释，他用了一个，现在血糖控制得特别好。

18 床　　17 床　　16 床

李医生，哪些人适合使用胰岛素泵？我适合用吗？用了是不是能很快把血糖降下来？

胰岛素泵，适用范围较广。

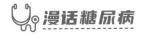

李医生进一步解释胰岛素泵的适用情况：

（1）1型糖尿病：对每日进行多次皮下注射胰岛素，血糖控制不佳的患者适用。

（2）妊娠糖尿病或糖尿病妊娠患者孕前准备。

（3）黎明现象（患者晚饭后的血糖并不高，但空腹血糖却很高）严重导致血糖总体控制不佳的患者。

（4）频频发生低血糖尤其是夜间低血糖、无症状低血糖和严重低血糖患者。

（5）2型糖尿病短期强化治疗和围手术期糖尿病患者。

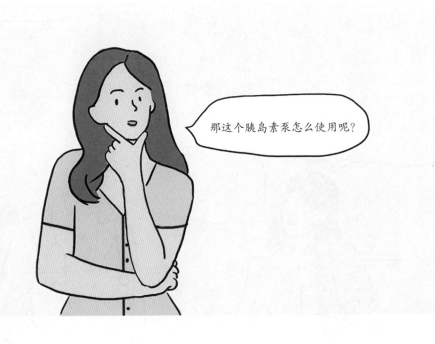

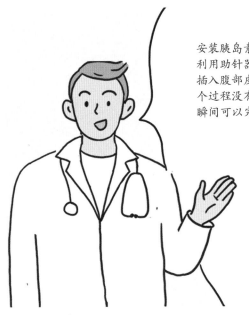

安装胰岛素泵就是利用助针器将软管插入腹部皮下，整个过程没有痛感，瞬间可以完成。

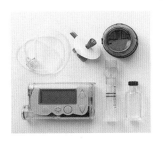

胰岛素泵携带方便，既可别在腰带上，也可放在衣服口袋中。

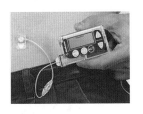

全全转头问健健："健健，装胰岛素泵会很复杂吗？"

健健说："我们一起来认识一下这个'小东西'吧！"

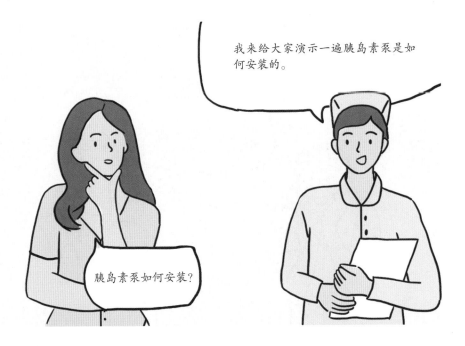

我来给大家演示一遍胰岛素泵是如何安装的。

胰岛素泵如何安装？

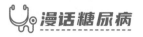
胰岛素泵安装

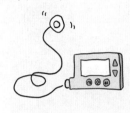 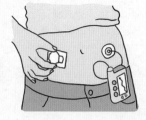 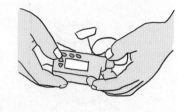

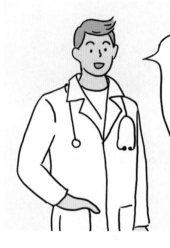

虽然胰岛素泵安装和取下都很方便，但是如果要长时间离开胰岛素泵，就要找医生说明情况，根据医嘱补充漏打的胰岛素，否则血糖就会"坐直升机"升高喽。

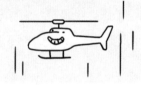

全全沉思了一会，有点担忧。

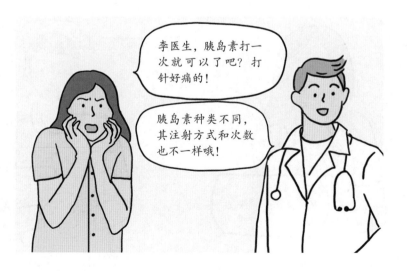

李医生，胰岛素打一次就可以了吧？打针好痛的！

胰岛素种类不同，其注射方式和次数也不一样哦！

全全又问："那出院以后我就不用打胰岛素了吧？"

李医生回答："今天早上刚抽血检查糖尿病分型。待血糖得到良好控制、症状得到显著改善、确定分型后再根据分型和具体病情制订后续的治疗方案哦！"

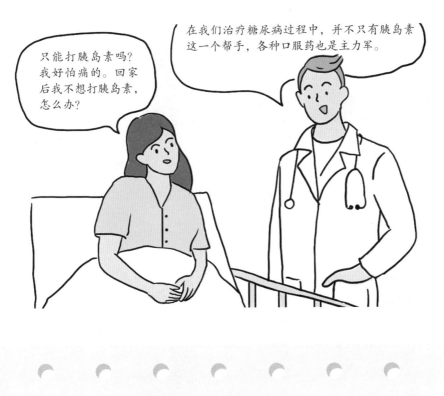

口服降糖药主要有哪些?

（1）双胍类药物：如二甲双胍。通过减少肝脏产生葡萄糖来降低血糖，直接控制葡萄糖在人体内的储存仓库，从而控制血糖的来源。许多国家和国际组织制定的糖尿病诊治指南中均推荐二甲双胍作为 2 型糖尿病患者控制高血糖的一线用药和药物联合治疗方案中的基本用药。二甲双胍的主要不良反应为胃肠道反应，从小剂量开始，逐渐加量是减少其不良反应的有效方法。

（2）磺脲类药物：如格列苯脲、格列齐特、格列吡嗪、格列喹酮、格列美脲等，能够刺激 β 细胞分泌胰岛素，从而增加患者体内胰岛素的含量。

（3）噻唑烷二酮类药物：如罗格列酮和吡格列酮等，增加胰岛素的敏感性，提升胰岛素的效力。

（4）α-糖苷酶抑制剂：如阿卡波糖和伏格列波糖，可直接抑制碳水化合物在小肠上部的吸收，从而改善餐后血糖升高的情况。适用于以碳水化合物为主要食物成分的餐后高血糖患者。推荐患者每日服用 2～3 次，餐前即刻吞服或与第一口食物一起嚼服。α-糖苷酶抑制剂的常见不良反应为胃肠道反应（如腹胀、排气等），从小剂量开始并逐渐加量是减少不良反应的有效方法。单独服用该类药物通常不会发生低血糖。服用 α-糖苷酶抑制剂的患者如果出现低血糖，治疗时需使用葡萄糖或蜂蜜，用蔗糖或淀粉类食物纠正低血糖的效果差。

（5）格列奈类药物：如瑞格列奈、那格列奈等，能够刺激胰岛素早期分泌，有效降低餐后血糖，具有吸收快、起效快的优点。此类药物主要通过刺激胰岛素的早时相分泌而降低餐后血糖，也有一定的降空腹血糖作用，可使糖化血红蛋白降低 0.5%～1.5%。此类药物需在餐前即刻服用。格列奈类药物的常见不良反应是产生低血糖症状和体重增加，但低血糖的风险和程度较磺脲类药物要轻。

（6）其他类：如罗格列酮、吡格列酮及其与二甲双胍的复方制剂、西格列汀、沙格列汀、维格列汀等。

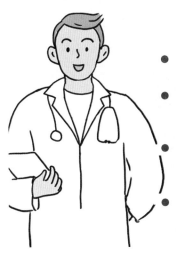

● **双胍类药物：**通过减少肝脏产生葡萄糖来降低血糖，直接控制糖在人体内的储存仓库，从而控制血糖的来源。

● **磺脲类药物：**刺激 β 细胞分泌胰岛素。

● **噻唑烷二酮类药物：**增加胰岛素的敏感性，提升胰岛素的效力。

● **α-糖苷酶抑制剂：**抑制碳水化合物在小肠上部的吸收，从而改善餐后血糖升高的情况。

● **格列奈类药物：**刺激胰岛素早期分泌，有效降低餐后血糖，吸收快、起效快。

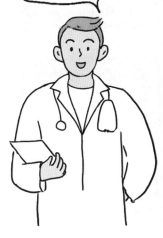

不同情况的患者适用的治疗方案也不一样，根据患者的个体差异来选择治疗方案也很重要。

● 糖尿病患者出现急性并发症、严重慢性并发症、严重应激状态、大中型手术，或者在围手术期、围生期等，只能注射胰岛素进行治疗。

● 超重或肥胖的糖尿病患者，比较适合双胍类药物或 α-糖苷酶抑制剂。

● 消瘦的患者，应该优先选择胰岛素促泌剂或胰岛素。

● 单纯餐后高血糖的患者，α-糖苷酶抑制剂类药物最适合。

● 以餐后血糖升高为主的患者，治疗以促胰岛素分泌剂中的非磺脲类药物为佳。

● 一旦空腹血糖高、餐前血糖高，不管是否有餐后血糖高的症状都应考虑磺脲类药物、双胍类药物或胰岛素增敏剂。

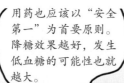
用药也应该以"安全第一"为首要原则。降糖效果越好，发生低血糖的可能性也就越大。

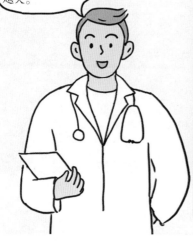

血糖较高或者不易发生低血糖的患者（如年轻人），应该选择效果明显的药物。

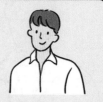

对于血糖不高或容易发生低血糖的患者（如老年人）以温和降糖为最佳。

那我可以服用哪种药物？是国产的好还是进口的好？贵的药效果会好点吗？

适合您的才是最好的。每种药物作用不同，不能胡乱使用，要对号入座。

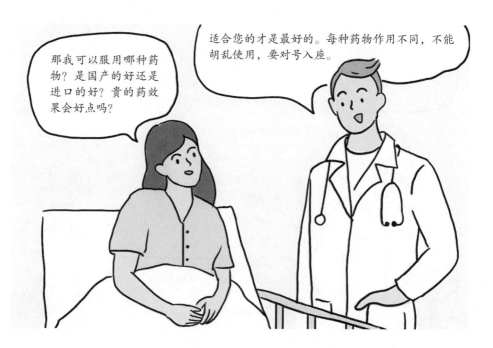

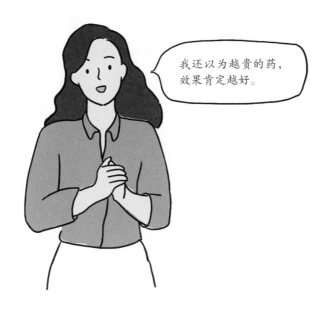

李医生接着说："治疗方案有单纯使用胰岛素或口服降血糖药，也有胰岛素和降血糖药同时使用，但必须在专科医生的指导下合理、安全用药。"

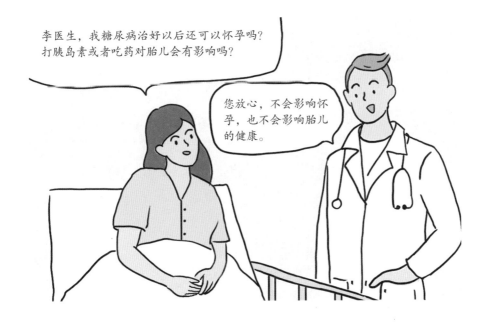

全球 20 岁以上孕妇高血糖患病率达 15.8%，每年超过 2000 万名孕妇患妊娠期高血糖。

妊娠期高血糖的分类与诊断标准：

（1）孕前糖尿病（PGDM）：也称糖尿病妊娠，指在孕前确诊的 1 型糖尿病、2 型糖尿病或特殊类型糖尿病，约占孕期高血糖疾病的 7.9%。

（2）妊娠期糖尿病（GDM）：是指妊娠期间发生的糖代谢异常，但血糖未达到显性糖尿病的水平，约占孕期高血糖疾病的 83.6%。

（3）妊娠期显性糖尿病（ODM）：也称妊娠期间的糖尿病，指孕期任何时间被发现且达到糖尿病诊断标准，约占孕期高血糖疾病的 8.5%。

对于孕期妇女，空腹血糖在 5.1 ～ 7.0 mmol/L，如果满足 OGTT 1 小时血糖 ≥ 10.0 mmol/L 或 OGTT 2 小时血糖在 8.5 ～ 11.1 mmol/L 两个条件任意一个即可诊断为妊娠期糖尿病。

糖尿病女性患者孕前可以做以下准备：

1. 糖尿病女性患者孕前管理

（1）孕前咨询。具体请咨询妇产科医生和内分泌科医生。

（2）孕前药物应用。具体请咨询妇产科医生和内分泌科医生。

（3）孕前综合管理。①加强糖尿病相关知识教育，戒烟。②血糖控制目标：在不出现低血糖的前提下，空腹和餐后血糖尽可能接近正常，建议控制 HbA1c ＜ 6.5%，应用胰岛素治疗者 HbA1c ＜ 7.0%，餐前血糖控制在 3.9 ～ 6.5 mmol/L，餐后血糖控制在 8.5 mmol/L 以下。③控制血压在 130/80 mmHg 以下。④体重超标者减轻体重。⑤建议心功能达到能够耐受平板运动试验的水平。

2. 妊娠期管理

（1）饮食和运动的指导。建议营养师参与医学营养治疗，妊娠期间的饮食原则为既能保证孕妇和胎儿营养需要，又能维持血糖在正常范围，而且不发生饥饿性酮症。尽可能选择血糖生成指数较低的食物。应实行少量多餐制，每日分 5～6 餐，主食的 1/3～1/2 分餐到加餐有助于餐后血糖的控制。随孕周调整每日热量摄入，孕中晚期每天需增加 200～300 kcal（1 kcal=4.18 kJ，下同）的热量。鼓励孕期适当运动，包括有氧运动和抗阻运动，每次运动时间小于 45 分钟。

（2）加强血糖监测。血糖控制稳定或不需要胰岛素治疗的糖尿病妊娠妇女，每周至少测定 1 次全天 4 点（空腹和三餐后 2 小时）血糖。其他患者酌情增加测定次数。血糖动态监测适用于血糖控制欠佳的糖尿病妊娠患者，尤其是 1 型糖尿病患者。因孕中晚期红细胞转换速度加快，以及受妊娠期贫血影响，HbA1c 常常被低估，对妊娠期糖尿病的应用价值有限。糖尿病妊娠患者的糖化血红蛋白结果判定需考虑影响因素。

（3）血压监测及治疗。妊娠期高血压疾病主要包括妊娠期高血压及原发性高血压合并妊娠，当收缩压 ≥ 140 mmHg 和（或）舒张压 ≥ 90 mmHg 时，应考虑降压药物治疗。降压过程中需与产科医生密切联系，以判断有无子痫前期或妊娠期高血压有无加重。

（4）体重管理。孕前肥胖及孕期体重增加过多均是妊娠期糖尿病的高危因素。需从孕早期即制订孕期增重计划，结合 BMI 估算孕期允许增加的体重。孕期规律产检，监测体重变化，保证合理的体重增长。

（5）孕期降糖药物。需要在专科医生指导下使用。

（6）妊娠期血糖控制目标。所有类型的糖尿病患者孕期血糖控制目标：空腹血糖 < 5.3 mmol/L，餐后 1 小时血糖 < 7.8 mmol/L，餐后 2 小时血糖 < 6.7 mmol/L。

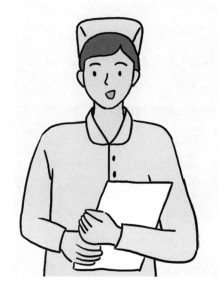

体重指数（BMI）＝体重（kg）÷身高（m）的平方，根据不同的值可对身体的肥胖进行评估。

BMI $\leqslant$ 18.5 kg/m^2 为体重过低。

BMI 在 18.6 ～ 23.9 kg/m^2 为正常体重。

BMI 在 24.0 ～ 27.9 kg/m^2 为超重。

BMI $\geqslant$ 28.0 kg/m^2 为肥胖。

温馨小提示

孕期血糖控制应避免低血糖：1 型糖尿病的低血糖风险最高，其次为 2 型糖尿病，妊娠糖尿病低血糖风险最小。如果孕期血糖 < 3.3 mmol/L，需在医生指导下调整治疗方案，并立即给予处理。

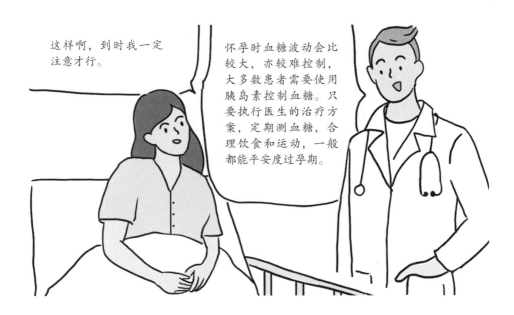

这样啊，到时我一定注意才行。

怀孕时血糖波动会比较大，亦较难控制，大多数患者需要使用胰岛素控制血糖。只要执行医生的治疗方案，定期测血糖，合理饮食和运动，一般都能平安度过孕期。

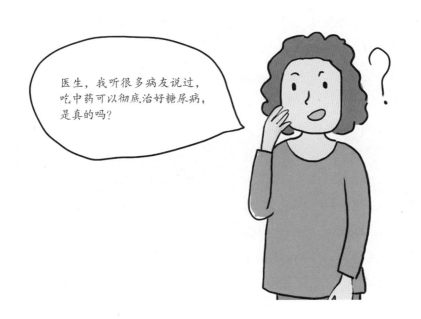

医生，我听很多病友说过，吃中药可以彻底治好糖尿病，是真的吗？

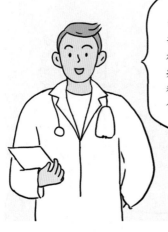

中医学将糖尿病归为消渴病、糖络病等。糖尿病可根据不同阶段的核心病机进行分型论治，具体可参考《糖尿病中医药临床循证实践指南》《中医糖尿病临床诊疗指南》等。中西药结合治疗糖尿病会更好。

中西药结合治疗糖尿病

中医药治疗优势：作用持久，副作用小，可以降低糖尿病发生的风险，协同降糖，改善糖尿病症状，提高生活质量，有效治疗糖尿病并发症（如糖尿病肾病、糖尿病眼病、糖尿病足等）。常规治疗联合针刺，可降低血糖、改善体重、提高胰岛素敏感性。对糖尿病周围神经病变，针刺可明显减轻疼痛、麻木、僵硬等症状。常规治疗联合中医熏洗等可提高神经传导速度，改善手足麻木、针刺感等糖尿病周围神经病变症状。

西药优势：血糖控制效果好、起效快，容易控制。

中西药结合的优势：既能促进胰岛素的分泌、控制高血糖，又能抑制胰高血糖素的升高，增加肝糖原含量，恢复胰岛 β 细胞功能，改善胰岛素抵抗，改善临床症状，预防或减缓并发症的发生、发展。中药与西药有协同降糖的作用，既发挥中药调理治本的优势，又减少西药的副作用。这是使用纯西药或纯中药所不能实现的，对于改善糖尿病患者胰岛素分泌功能紊乱和降低血糖具有积极意义。

您的意思是，我们家全全用胰岛素控制血糖，也可以吃中药调理身体，对吗？

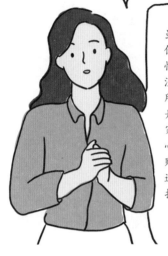

虽然中医学博大精深，但是糖尿病是一种终身性疾病，目前世界上还没有根治的方法。那些所谓的根治糖尿病的灵丹妙药，不过是抓住大家想彻底治好糖尿病的心理忽悠大家，骗取钱财。患者只要有信心，进行科学的治疗，就会拥有健康的生活。

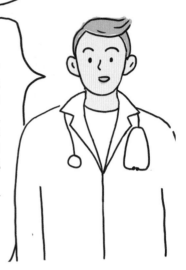

李医生，李医生，外面来了一个糖尿病酮症酸中毒的患者，你快来看看吧！

马上就来！

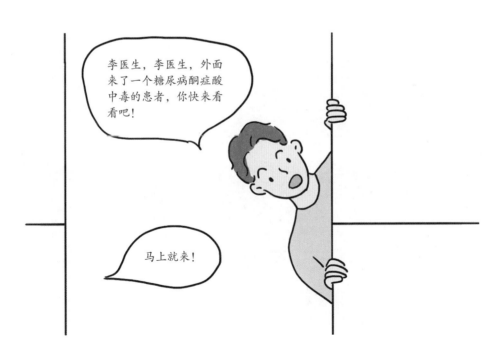

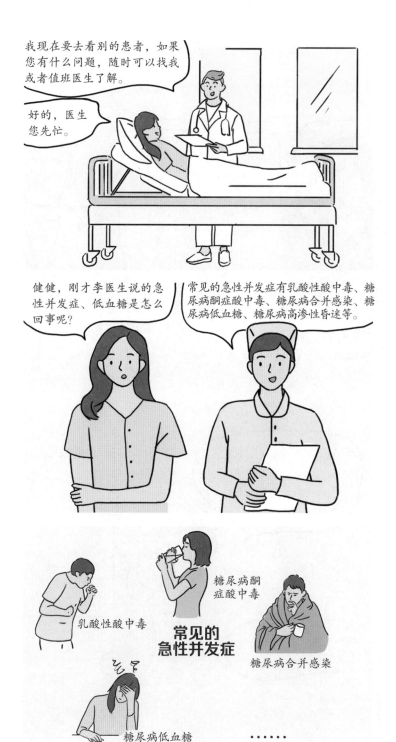

我现在要去看别的患者，如果您有什么问题，随时可以找我或者值班医生了解。

好的，医生您先忙。

健健，刚才李医生说的急性并发症、低血糖是怎么回事呢？

常见的急性并发症有乳酸性酸中毒、糖尿病酮症酸中毒、糖尿病合并感染、糖尿病低血糖、糖尿病高渗性昏迷等。

乳酸性酸中毒

糖尿病酮症酸中毒

常见的急性并发症

糖尿病合并感染

糖尿病低血糖

......

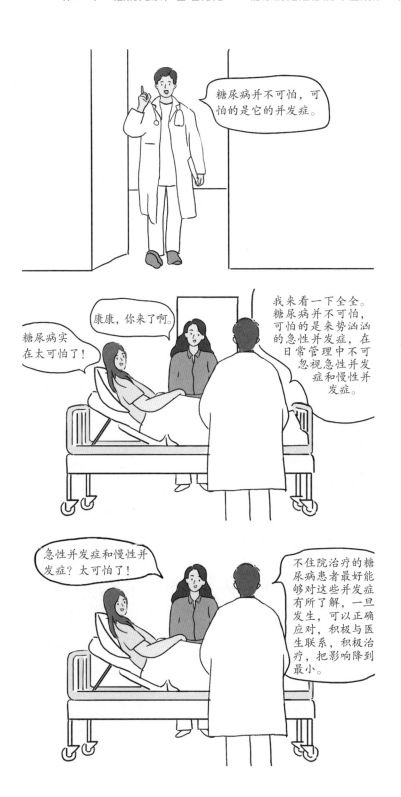

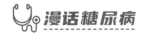

糖尿病急性并发症

1. 糖尿病酮症酸中毒

糖尿病酮症酸中毒是高血糖危象之一，也是糖尿病急性并发症之一。由于胰岛素不足或作用明显减弱和升糖激素过度升高引起糖、脂肪和蛋白质代谢严重紊乱，导致水、电解质和酸碱平衡失调，临床以高血糖、高血酮和代谢性酸中毒为主要表现。

糖尿病酮症酸中毒常呈急性起病。起病前数天可见多尿、烦渴多饮和乏力症状加重，出现食欲减退、恶心、呕吐、腹痛，常伴头痛、烦躁、嗜睡等症状，呼吸深且快，呼气中有烂苹果味。病情进一步发展，出现严重脱水现象，尿量减少、皮肤黏膜干燥、眼球下陷、脉快而弱、血压下降、四肢发冷，严重者可致昏迷。

2. 糖尿病高渗性昏迷

糖尿病高渗性昏迷是糖尿病严重的急性并发症之一，起病隐匿，一般从发病到出现意识障碍需要 1～2 周，偶尔急性起病，30%～40% 患者无糖尿病史。常先出现口渴、多尿和乏力等糖尿病症状，或原有症状进一步加重；多食不明显，有时甚至表现为厌食。随病情发展，脱水加重，当患者的血浆渗透压大于 320 mOsm/L 时，可出现精神症状，如淡漠、嗜睡等；当血浆渗透压大于 350 mOsm/L 时，可出现定向力障碍、幻觉、上肢拍击样粗震颤、癫痫样发作、偏瘫、偏盲、失语、视觉障碍，最后出现昏迷。

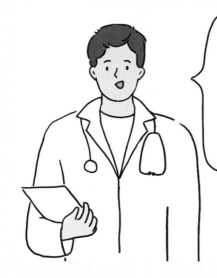

糖尿病高渗性昏迷多见于 2 型糖尿病老年患者，约 2/3 的患者发病前无糖尿病史或仅有轻症，发病时血糖升高、脱水、血浆渗透压增高，常表现为嗜睡、幻觉、定向障碍、昏迷等症状，病死率高达 40%。

3. 糖尿病低血糖

糖尿病低血糖是糖尿病治疗过程中常见的急性并发症之一，具体表现为出虚汗、心跳加速、眼冒金星、颤抖、饥饿感等。

当患者出现低血糖症状时应及时给予口服葡萄糖等处理，并在医生指导下治疗。

糖尿病急性并发症一经诊断，应立即治疗，以药物治疗为主，尽快补液以恢复血容量、纠正失水状态、降低血糖、纠正电解质及酸碱平衡失调，同时积极寻找和消除诱因，防止并发症加重，降低病死率。

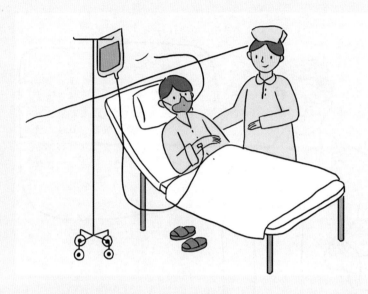

4. 预防措施

（1）注意饮食。饮食调节对糖尿病患者最为重要。工作繁忙、应酬多的糖尿病患者最容易出问题，因此，糖尿病患者必须制订科学饮食计划，尽量减少应酬，避免暴饮暴食。

（2）按时服药。降糖药一定要按时按量使用。对于使用胰岛素的患者，不能因为其他疾病出现，而随意减少或中止胰岛素治疗，应尽快找医生检查评估，调整胰岛素用量。

（3）自我监测血糖。做好血糖自我监测，可使降糖药应用得更准确、合理。

（4）注意休息。过度劳累或长期精神紧张，可引起血糖增高，要注意休息。

（5）适当运动。坚持每周运动5次，每次运动强度不宜过大，以散步、慢跑、打羽毛球和打乒乓球等项目为宜，时间不宜过长，一般为30分钟。

（6）重视感染。即便是感冒、小疖肿、小外伤也不能忽视，一定要认真治疗直到痊愈。因为糖尿病患者发生感染比一般人更难治愈，还可能加重病情，甚至诱发糖尿病酮症酸中毒。

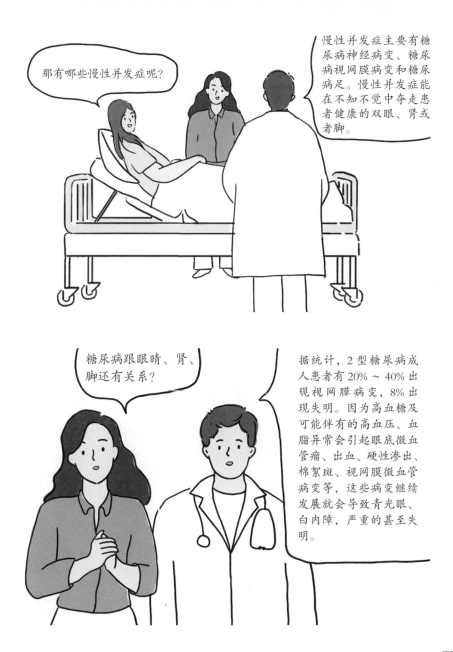

那有哪些慢性并发症呢？

慢性并发症主要有糖尿病神经病变、糖尿病视网膜病变和糖尿病足。慢性并发症能在不知不觉中夺走患者健康的双眼、肾或者脚。

糖尿病跟眼睛、肾、脚还有关系？

据统计，2 型糖尿病成人患者有 20% ~ 40% 出现视网膜病变，8% 出现失明。因为高血糖及可能伴有的高血压、血脂异常会引起眼底微血管瘤、出血、硬性渗出、棉絮斑、视网膜微血管病变等，这些病变继续发展就会导致青光眼、白内障，严重的甚至失明。

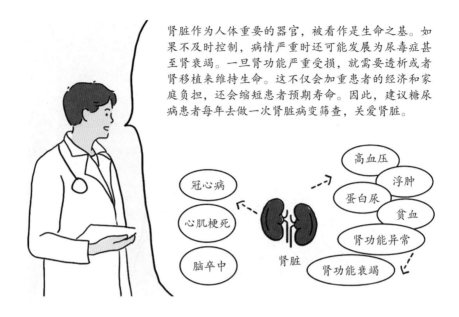

肾脏作为人体重要的器官，被看作是生命之基。如果不及时控制，病情严重时还可能发展为尿毒症甚至肾衰竭。一旦肾功能严重受损，就需要透析或者肾移植来维持生命。这不仅会加重患者的经济和家庭负担，还会缩短患者预期寿命。因此，建议糖尿病患者每年去做一次肾脏病变筛查，关爱肾脏。

冠心病

心肌梗死

脑卒中

肾脏

高血压

浮肿

蛋白尿

贫血

肾功能异常

肾功能衰竭

糖尿病慢性并发症

1. 糖尿病神经病变

糖尿病神经病变是糖尿病最常见的慢性并发症之一。神经病变的发生发展与糖尿病的病程、血糖控制状况、肥胖、胰岛素抵抗和慢性低度炎症等因素相关，病程 10 年以上的患者易出现明显的神经病变临床表现。糖尿病神经病变以远端对称性、多发性神经病变最具代表性，包括周围神经病变和自主神经病变。

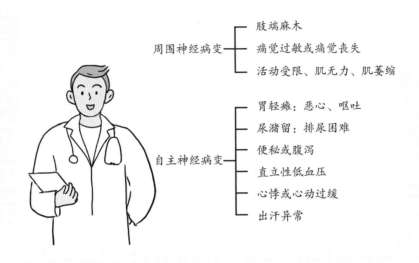

（1）糖尿病周围神经病变。

糖尿病周围神经病变的临床表现：感觉异常，有麻木、蚁走、虫爬、发热、触电样感觉，往往从远端脚趾上行可达膝部，患者有穿袜子与戴手套样感觉。严重感觉障碍的病例可出现下肢关节病及溃疡。痛感呈刺痛、灼痛、钻凿痛，似乎在骨髓深部作痛，有时剧疼（如截肢痛）呈昼轻夜重。有时有触觉过敏，甚至不能忍受棉被之压，须把被子支撑起来。当累及运动神经时，肌力常有不同程度的减退，晚期有营养不良性肌萎缩。周围神经病变可双侧、单侧，可对称、不对称，但以双侧对称性者多见。

（2）糖尿病自主神经病变。

在心血管系统方面的表现：①早期休息时心动过速，心率90～100次/分，有时达130次/分。此种心率加快较固定，且不受或少受呼吸、体位等自主神经调节。②直立性低血压。当患者从卧位起立时，收缩压降低超过30 mmHg 和（或）舒张压降低超过20 mmHg，为糖尿病自主神经病变中晚期表现，此时患者常感头晕、软弱、视力障碍，或易昏倒，甚至发生休克。直立性低血压有时与其他自主神经病变并存，如下身无汗、上身大汗淋漓，下身寒冷、上身多汗，患者常既恶寒又怕热。③无痛性心肌梗死。这是心血管自主神经病变最为严重的症候群。由于自主神经损害，即使严重的心肌缺血也无心绞痛发作，约40%的糖尿病心脏病患者出现无疼痛性心肌梗死，可导致严重心律失常、心力衰竭、心源性休克，甚至猝死。

在泌尿生殖系统的表现：阳痿、不育症、神经源性膀胱。

在胃肠系统的表现：上腹不适、食欲减退、腹胀、恶心呕吐等。由于慢性失水，糖尿病患者大多出现便秘，但也有少数患者发生腹泻，每日数次至20余次，水样便，无脓血，培养等检查无感染的证据，尤以餐后、黎明前或半夜为多，严重者可出现大便失禁。患者极度消瘦，似恶病质，严重时偶有吞咽困难。

其他自主神经病变的表现：出汗减少或无汗，从而导致手足干燥开裂，容易继发感染。对低血糖感知异常，血糖恢复的时间延长。

（3）糖尿病神经病变的筛查。

2型糖尿病确诊时、1型糖尿病在诊断后5年应进行糖尿病神经病变筛查，随后至少每年筛查1次。无症状者建议通过体格检查做出诊断，有条件的可进行神经电生理检查。

（4）糖尿病神经病变的预防。

戒烟及进行血糖、血压、血脂、体重等控制管理是预防糖尿病神经病变发生的重要措施，尤其是血糖控制至关重要。定期进行神经病变的筛查及评估，重视足部护理，可以降低神经病变和足部溃疡发生的风险。

2. 糖尿病视网膜病变

糖尿病视网膜病变是糖尿病常见的慢性并发症之一，也是成人患者失明的主要原因。早期不出现任何症状，但感觉到视力有所减退时，病变已经很严重了。主要症状表现为视力模糊、视野丧失、眼球压痛、飞蚊症等。

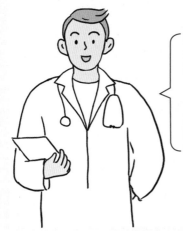

患者可能无明显临床症状，建议患者坚持健康的生活方式，控制血糖，定期做眼底检查，早发现、早诊断、早治疗。

内科治疗：
1. 控制好血糖、血压和血脂。
2. 药物治疗。
3. 眼科手术治疗。

糖尿病视网膜病变患者可能无明显临床症状，因此定期做眼底检查非常重要。研究表明，规范的筛查可以使糖尿病视网膜病变患者致盲风险下降 94.4%。

一级预防，主要是通过医院内分泌科进行危险因素管理，如对血糖、血压、血脂进行控制。

二级预防，就是阻止轻度、中度糖尿病视网膜病变发展为重度，可选择有明确疗效的药物进行预防。

三级预防，就是病变发展为重度时，要依靠激光、视网膜剥脱术来治疗。

3. 糖尿病足

糖尿病足是糖尿病严重且治疗费用较高的慢性并发症之一，严重者可以导致截肢和死亡。

糖尿病足不同分级的临床表现：

0级：有发生足溃疡的危险因素（有针刺感、蚂蚁感等），但无溃疡。

1级：足部浅表溃疡，无感染征象，表现为神经性溃疡（鸡眼等）。

2级：足部有较深溃疡，常合并软组织感染，无骨髓炎或深部脓肿。

3级：足部有深部溃疡，有脓肿或骨髓炎。

4级：足部有局限性坏死（趾、足跟或前足背坏死），其特征为缺血性坏死，通常合并神经病变。

5级：全足坏死（恶臭）。

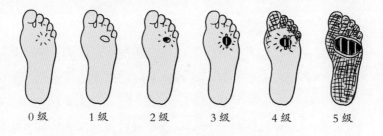

0级　　1级　　2级　　3级　　4级　　5级

糖尿病足不同分级的临床表现

糖尿病足的预防胜于治疗。糖尿病足治疗困难，但预防则比较有效。建议糖尿病患者每年进行全面的足部检查。

糖尿病足患者的足部日常护理：①每天检查双足特别是足趾间，观察皮肤有无破损、裂口、水疱等，有时需要有经验的人来帮助检查；②定期洗脚，洗脚的水温要合适（低于37℃），用干布擦干脚尤其是足趾间；③不宜用热水袋、电热器等物品直接保暖足部；④避免赤足行走；⑤避免自行修剪胼胝或用化学制剂来处理胼胝或趾甲；

⑥穿鞋前先检查鞋内是否有异物或异常；⑦不穿过紧的或毛边的袜子和鞋，不穿高过膝盖的袜子并每天更换袜子；⑧足部皮肤干燥可以使用油膏类护肤品；⑨趾甲不要剪太短，由专业人员修除胼胝或过度角化的组织。一旦发现问题，应及时到医院进行诊治。

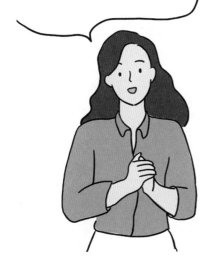

糖尿病足太可怕了，那怎么办呢？

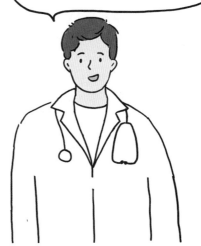

不用害怕，糖尿病足患者做好足部日常护理，就可有效改善足部症状。

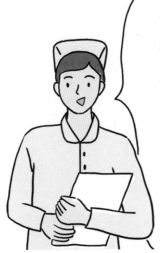

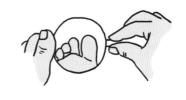

足部日常检查：
1. 检查时间：每天检查 1 次。
2. 重点检查部位：足底、趾间、足部变形部位。
3. 检查内容：皮肤是否完整，有无水疱；皮肤的颜色及温度是否正常，有无真菌感染；皮肤是否有干燥、皲裂、鸡眼、老茧等。

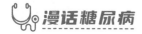

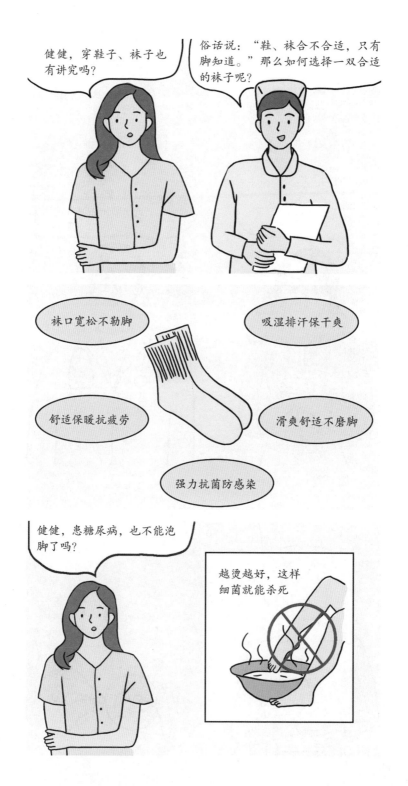

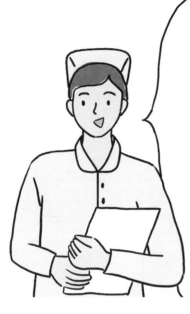

在饭后的 1 ～ 3 小时可泡脚，临睡前更佳。禁止用刺激性药物泡脚。在泡脚的时候先试好水温，然后再把脚放到水里。泡脚时间以 5 ～ 7 分钟为宜。泡完脚后用吸水毛巾轻揉并且彻底擦干。擦脚时应仔细检查脚，特别是足趾间隙，要确保擦干。

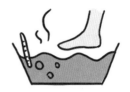

温水（低于 37℃）

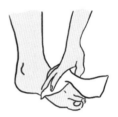

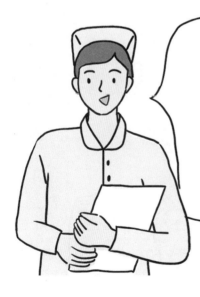

皮肤干燥的时候，可将适量润肤霜涂于足部，以防皲裂。不宜使用热水袋、电热毯等直接给足部保暖。

每次洗脚前后，都应该仔细检查足部，发现足部肤色变暗、红肿、干裂或破溃等，必须马上就医。

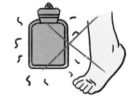

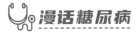
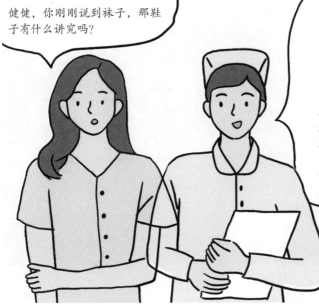

健健，你刚刚说到袜子，那鞋子有什么讲究吗？

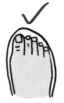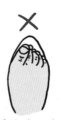

鞋子要宽松（穿上去以能放下一指为宜）平跟、粗跟圆头，不要穿尖头鞋、高跟鞋或超高跟鞋。穿鞋前先检查鞋内是否有异物或异常，避免赤足。

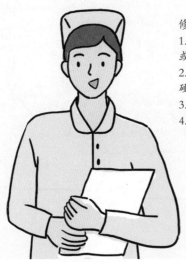

修剪趾甲：

1. 确保能够看清楚：使用带有放大镜的指甲刀或请家人修剪。
2. 平剪趾甲，避免趾甲边缘剪得深，不要剪破硬茧和鸡眼。
3. 使用锉刀将趾甲边缘修光滑。
4. 不要到公共浴室修剪趾甲。

糖尿病患者常见检查

2 型糖尿病患者每次就诊主要进行问诊和体检，常见检查如下。

初次诊断需检查：肝功能检查、肾功能检查、血脂检查、超声检查、心电图检查、眼底检查、神经病变检查、糖化血红蛋白检查、尿液检查和动态血压监测。

每半年 1 次：糖化血红蛋白检查。

每年 1 次：肝功能检查、肾功能检查、血脂检查、超声检查、心电图检查、眼底检查、神经病变检查、尿液检查、动态血压监测。

血糖控制不佳者应每 3 个月检查 1 次糖化血红蛋白；肝功能、肾功能、血脂、尿液、心电图、超声、眼底、神经病变检查异常者应增加检测频次。

应在专业医生的指导下进行检查。

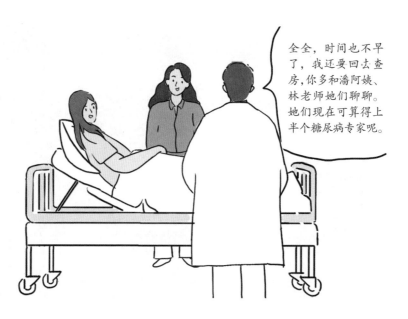

全全，时间也不早了，我还要回去查房，你多和潘阿姨、林老师她们聊聊。她们现在可算得上半个糖尿病专家呢。

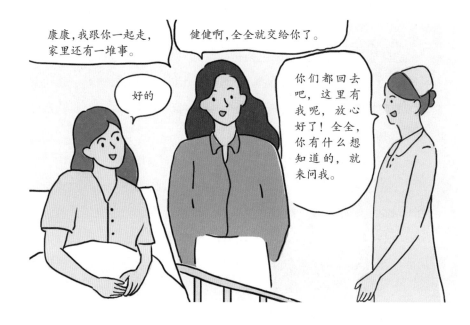

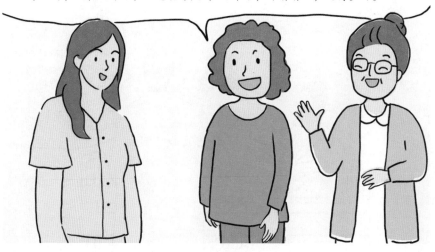

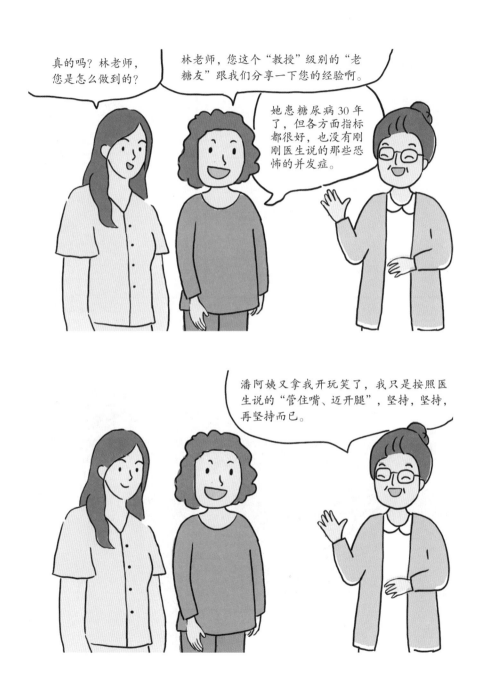

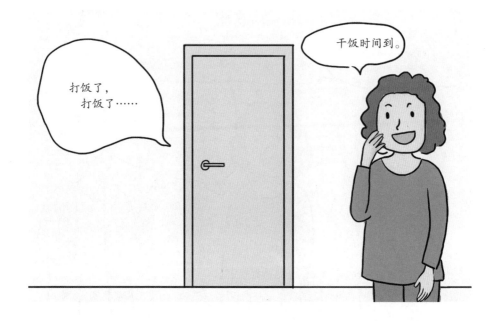

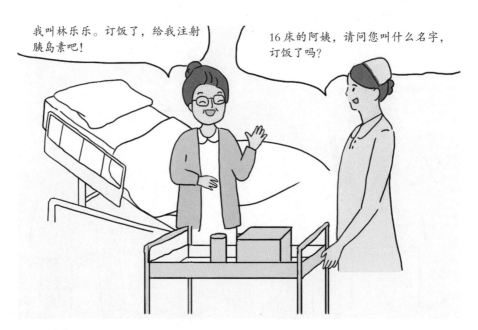

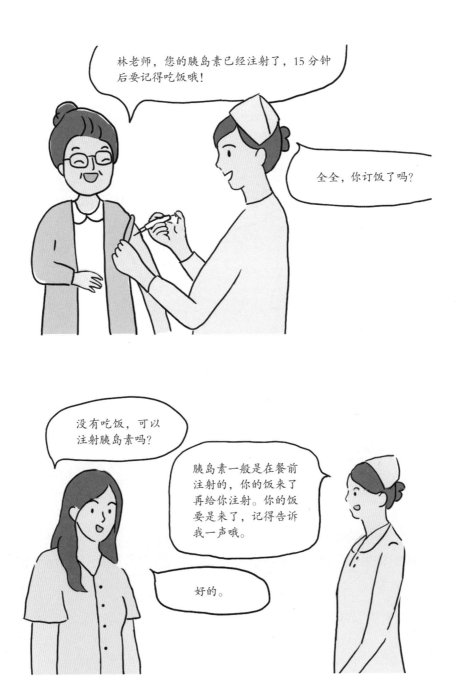

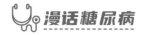

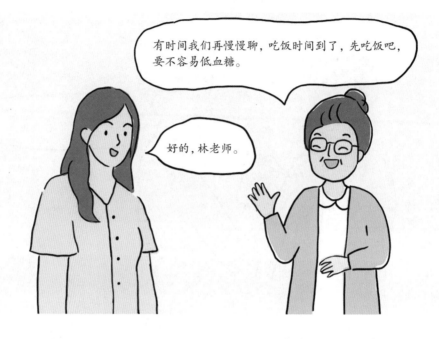

温馨小提示

使用胰岛素治疗或口服降糖药治疗前，一定要准备好食物，再按照医生的嘱咐按时服药或注射胰岛素，以避免进食不及时引起低血糖哦。

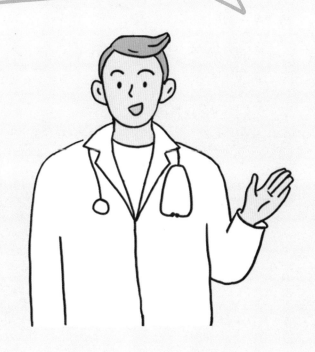

第 4 章

健康饮食，控糖首位
——糖尿病之饮食篇
（住院第 3 天）

病房门外传来民民姐热情的声音："吃饭啰，吃饭啰……"转眼便见到民民姐一手提着饭盒，一手提着装有香蕉、橘子、葡萄等水果的袋子，热情地跟阿姨们打着招呼。

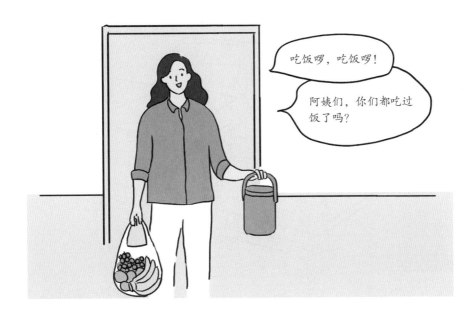

吃饭啰，吃饭啰！

阿姨们，你们都吃过饭了吗？

潘阿姨提醒全全叫护士来打胰岛素。

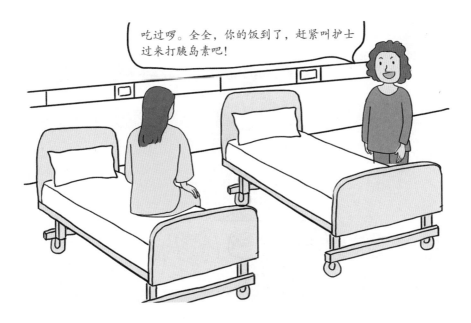

吃过啰。全全，你的饭到了，赶紧叫护士过来打胰岛素吧！

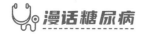

全全边感谢潘阿姨，边按下床头铃。

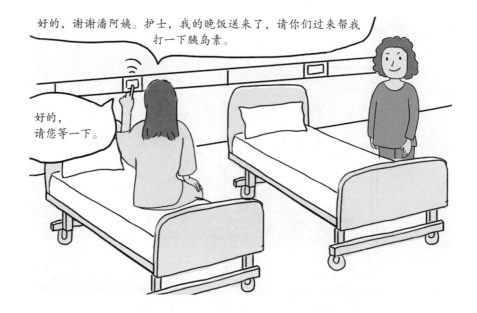

好的，谢谢潘阿姨。护士，我的晚饭送来了，请你们过来帮我打一下胰岛素。

好的，请您等一下。

民民把饭盒和水果放在全全的床头柜并打开饭盒，瞬间饭菜的香味充满了整个病房。

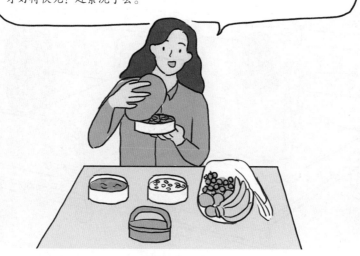

全全，看我给你带什么好吃的来了，生病的时候可得补补，这样才好得快呢！赶紧洗手去。

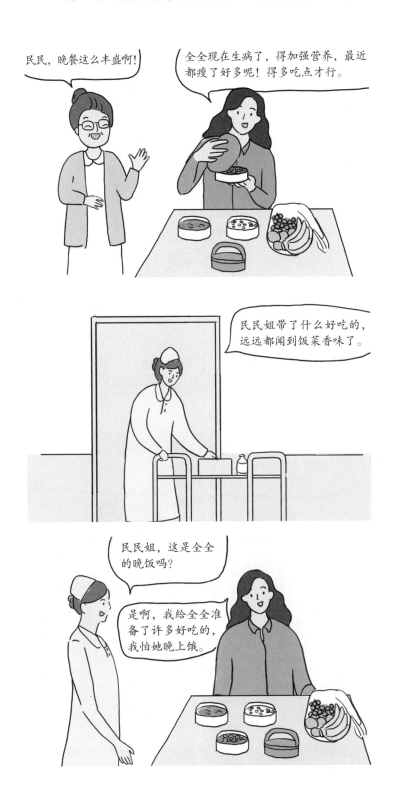

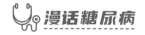
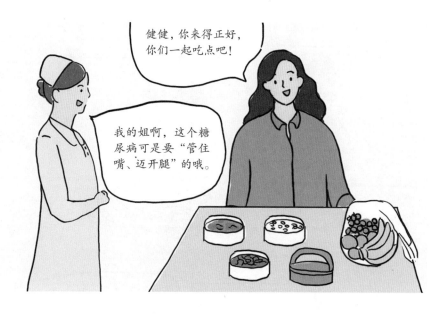

健健从治疗车里面拿出胰岛素注射器，跟全全一起核对了胰岛素名称和注射剂量等，接着给全全打胰岛素，并交代注意事项……

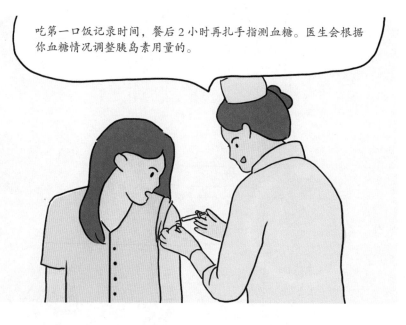

民民拿出手机看了看时间："下午6点。"

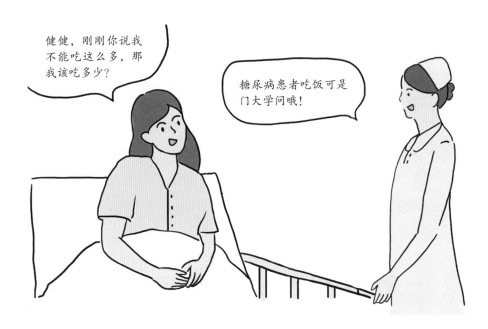

健健，刚刚你说我不能吃这么多，那我该吃多少？

糖尿病患者吃饭可是门大学问哦！

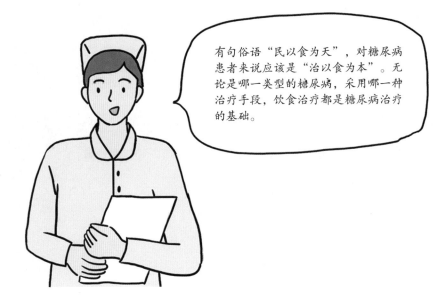

有句俗语"民以食为天"，对糖尿病患者来说应该是"治以食为本"。无论是哪一类型的糖尿病，采用哪一种治疗手段，饮食治疗都是糖尿病治疗的基础。

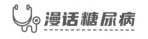

糖尿病饮食治疗

饮食治疗是糖尿病治疗的基础，是糖尿病任何阶段预防和控制必不可少的措施。饮食治疗不仅能够改善肥胖型糖尿病患者的血糖、血脂、血压、体重等指标，还可以改善患者的生活质量，节约医疗费用。

对于糖尿病高危人群，强调改善生活方式，包括适度减轻体重（7%）和保持规律、适度的体力活动（每周不少于150分钟）、合理控制饮食，以降低糖尿病发生风险。

对于住院的糖尿病患者，饮食治疗能够减少感染及并发症的发生、减少住院时间及胰岛素用量。

制订饮食治疗方案时，应结合自己的生活习惯，制订自己可以做到的计划，并坚持执行。

任何类型糖尿病及糖尿病前期患者均需依据治疗目标接受个体化饮食治疗，建议在营养师（医生）指导下完成。

糖尿病饮食治疗的目标：

（1）选择合适的食物，保持健康饮食习惯，改善整体健康状况。

（2）达到并维持合理体重，维持良好的血糖、血压、血脂以控制及延缓糖尿病并发症的发生。

（3）营养均衡的膳食。可依据个人背景、文化等需求，选择更多类型的、营养丰富的食物，并能够持之以恒。

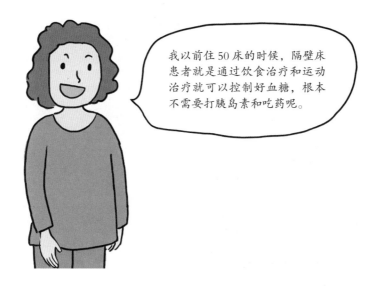

我以前住 50 床的时候，隔壁床患者就是通过饮食治疗和运动治疗就可以控制好血糖，根本不需要打胰岛素和吃药呢。

见潘阿姨如此激动，全全满心欢喜，心想："以后我少吃点，糖尿病就好了，不用打针，也不用吃药了。"

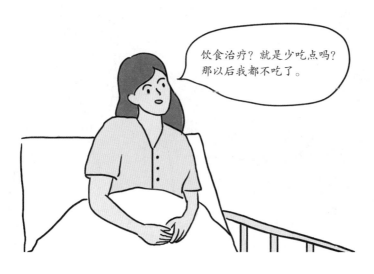

饮食治疗？就是少吃点吗？那以后我都不吃了。

健健看着全全满心期待的小眼神，温柔地给她详细解释饮食治疗是怎么回事。

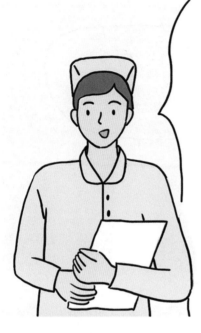

饮食治疗不等于不吃，糖尿病患者饮食治疗是有原则的。
1. 维持正常生活。使成人能从事劳动、学习等各种日常活动，儿童能正常生长发育。
2. 维持正常体重。肥胖者要减少热量摄入，使体重下降，以改善胰岛素的敏感性；消瘦者适当增加热量摄入，使体重增加，增强机体抵抗力。
3. 使血糖、血脂达到或接近正常水平，以防止或延缓并发症的发生和发展。

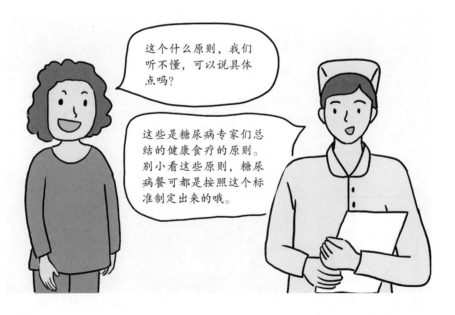

这个什么原则，我们听不懂，可以说具体点吗？

这些是糖尿病专家们总结的健康食疗的原则。别小看这些原则，糖尿病餐可都是按照这个标准制定出来的哦。

健健说："潘阿姨，让我们大家一起来了解什么是我们说的膳食营养因素吧！"

膳食营养因素

1. 能量

（1）糖尿病前期或糖尿病患者，既要达到或维持理想体重，又要满足不同情况下的营养需求。

（2）超重和肥胖是 2 型糖尿病发病的重要危险因素。2 型糖尿病患者常伴有超重和肥胖，肥胖进一步增加患者的心血管病发生风险。体重管理不仅是 2 型糖尿病治疗的重要环节，而且有助于延缓糖尿病前期向 2 型糖尿病发展。对于所有超重或肥胖的糖尿病患者来说，应调整生活方式，控制总能量摄入，通过低热量饮食，保持每周 150 ～ 300 分钟中、高强度的体育锻炼，以达到每天减少 500 ～ 750 kcal 总能量的目标，至少减轻体重的 5%。

（3）建议糖尿病患者能量摄入参考通用系数方法，按照 25 ～ 30 kcal /（kg·d）计算能量摄入。再根据患者身高、体重、性别、年龄、活动量、应激状况等进行系数调整。不推荐糖尿病患者长期接受极低能量（< 800 kcal/d）的营养治疗。

2. 脂肪

（1）不同类型的脂肪对血糖及心血管疾病的影响有较大差异，故难以精确推荐膳食中脂肪的供能。一般认为，膳食中脂肪提供的能量应占总能量的 20% ～ 30%，如果是优质脂肪供能比可提高到 35%。

（2）应尽量限制饱和脂肪酸、反式脂肪酸的摄入量。单不饱和脂肪酸和 n-3 多不饱和脂肪酸（如鱼油、部分坚果及种子）有助于改善血糖和血脂，可适当增加。

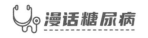

（3）参考《中国居民膳食指南（2022）》，应控制膳食中胆固醇过多摄入。

3. 碳水化合物

（1）研究表明，碳水化合物所提供的能量占总能量的 50% ～ 55% 时，死亡风险最低。但考虑到我国糖尿病患者的膳食习惯，建议大部分糖尿病患者膳食中碳水化合物所提供的能量占总能量的 50% ～ 65%。餐后血糖控制不佳的糖尿病患者，可适当降低碳水化合物的供能比，但不建议长期采用极低碳水化合物膳食。

（2）在控制碳水化合物总量的同时应选择血糖生成指数较低的碳水化合物，可适当增加非淀粉类蔬菜、水果、全谷类食物的摄入，减少精加工谷类的摄入，全谷类应占总谷类的一半以上。

（3）进餐应定时定量。注射胰岛素或口服降糖药物的患者应保持碳水化合物摄入量与胰岛素或口服降糖药物起效时间相匹配。

（4）增加膳食纤维的摄入量。成人每天膳食纤维摄入量应大于 14 g/1000 kcal。膳食纤维摄入量与死亡、冠心病、2 型糖尿病及结直肠癌风险呈负相关。

（5）严格控制蔗糖、果糖制品（如玉米糖浆）的摄入。

（6）喜好甜食的糖尿病患者可适当摄入糖醇和非营养性甜味剂。

4. 蛋白质

（1）肾功能正常的糖尿病患者，推荐蛋白质的供能比为 15% ～ 20%，并保证优质蛋白占总蛋白的一半以上。

（2）有显性蛋白尿或肾小球滤过率下降的糖尿病患者蛋白质摄入应控制在每日 0.8 g/kg。

5. 饮酒

（1）不建议糖尿病患者饮酒。若饮酒，应计算酒精中所含的总能量。

（2）一天饮酒的酒精量女性不超过 15 g（15 g 酒精相当于 350 mL 啤酒、150 mL 葡萄酒或 45 mL 蒸馏酒）、男性不超过 25 g。每周饮酒不超过 2 次。

（3）应警惕酒精可能诱发的低血糖，尤其是服用磺脲类药物或注射胰岛素及胰岛素类似物的患者应避免空腹饮酒并严格监测血糖。

6. 盐

（1）食盐摄入量限制在每天 6 g 以内，合并高血压的患者可进一步限制摄入量。

（2）应限制摄入含盐高的食物，如味精、酱油、盐浸等加工食品、调味酱等。

7. 微量营养素

糖尿病患者容易缺乏 B 族维生素、维生素 C、维生素 D 及铬、锌、硒、镁、铁、锰等多种微量营养素，可根据营养评估结果适量补充。长期服用二甲双胍的患者应防止维生素 B_{12} 缺乏。无微量营养素缺乏的糖尿病患者无须长期大量补充维生素、微量元素等制剂，请在专业医生指导下安全用药。

8. 膳食模式

对糖尿病患者来说，并不推荐特定的膳食模式。地中海饮食、素食、低碳水化合物膳食、低盐低脂饮食在短期均有助于控制体重，但要求在专业医生的指导下完成，并结合患者的代谢目标和个人喜好（如风俗、文化、宗教、健康理念、经济状况等），同时监测血脂、肾功能以及内脏蛋白质的变化。

温馨小提示

地中海饮食：泛指希腊、西班牙、法国和意大利南部等地中海地区的饮食风格。研究发现，地中海饮食可以降低患心脏病的风险，还可以保护大脑血管免受损伤，降低发生脑卒中和记忆力减退的风险。地中海沿岸的南欧各国以蔬菜、水果、鱼类、五谷杂粮、豆类和橄榄油为主。现也用地中海饮食代指有利于健康的、简单、清淡以及富含营养的饮食。

素食：是一种不食用牲畜、家禽、海鲜等动物产品的饮食方式。素食是一种有益于自身健康、尊重其他生命、爱护环境、合乎自然规律的饮食习惯。

低碳水化合物膳食：就是饮食上要减少甚至不吃糖类、米饭、小麦、玉米、燕麦等主食，而且避免喝碳酸饮料，尽量多喝水，以优质蛋白（如牛肉、鱼肉、鸡肉、蛋类）等为主。

低盐低脂饮食：指平时做菜用植物油，不用动物油，少吃肥肉、油炸类食品、熏酱类食品等，降低食盐摄入，必要时吃蔬菜、水果补充人体必需的维生素。

但是，蛋白质也会转化成碳水化合物，不要多吃，应从多种途径控制摄入量，否则也会增加能量、产生脂肪，久而久之会引起肥胖；同时，也要配合增加运动量，可以做有氧运动，如散步、做瑜伽、打太极拳等，以达到减肥的目的。

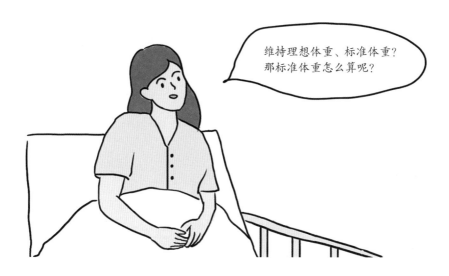

维持理想体重、标准体重?
那标准体重怎么算呢?

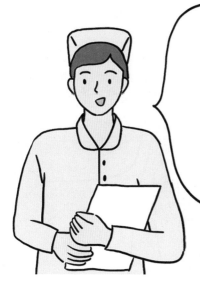

可以用以下简单的公式:
标准体重（kg）= 身高（cm）-105
（只适用于成年人，对儿童、老年人或者身高过于矮小的人士并不适用）

例如，身高是 165 cm，那理想体重是 165-105=60 kg。

世界卫生组织（1999 年）计算方法:
男性标准体重 =［身高（cm）-100］×0.9（kg）;
女性标准体重 =［身高（cm）-100］×0.9（kg）-2.5（kg）

在标准体重以内波动 10% 是正常范围，超过范围 10% ～ 20% 为超重，超过 20% 就算肥胖了哦！如果体重比标准体重少 10% ～ 20% 为低体重（消瘦），低于 20% 以上就是超低体重（明显消瘦）。

举例：全全的标准体重是 60 kg。

正常体重：$60 \times (100\% - 10\%) \sim 60 \times (100\% + 10\%)$，即 $54 \sim 66$ kg。

超重：$60 \times (100\% + 10\%) \sim 60 \times (100\% + 20\%)$，即 $66 \sim 72$ kg。

肥胖：$> 60 \times (100\% + 20\%)$，即大于 72 kg。

低体重（消瘦）：$60 \times (100\% - 20\%) \sim 60 \times (100\% - 10\%)$，即 $48 \sim 54$ kg。

超低体重（明显消瘦）：$< 60 \times (100\% - 20\%)$，即小于 48 kg。

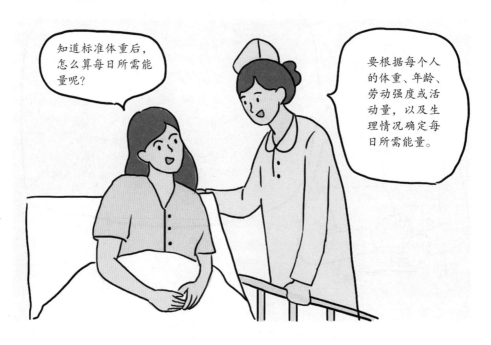

知道标准体重后，怎么算每日所需能量呢？

要根据每个人的体重、年龄、劳动强度或活动量，以及生理情况确定每日所需能量。

体力劳动强度分级

体力劳动强度分级是中国制定的劳动保护工作科学管理的一项基础标准，是确定体力劳动强度大小的根据。

体力劳动强度分级

分级	职业描述
Ⅰ（轻体力劳动）	坐姿：手工作业或腿的轻度活动（如打字、缝纫、脚踏开关等）。立姿：操作仪器，控制、查看设备，上臂用力为主的装配工作
Ⅱ（中等体力劳动）	手和臂持续动作，如锯木头等。臂和腿的工作，如驾驶卡车、拖拉机或操作建筑设备等。臂和躯干的工作，如操作锻造和风动工具、粉刷、间断搬运中等重物、除草、锄田、摘水果和蔬菜等
Ⅲ（重体力劳动）	臂和躯干负荷工作（如搬重物、铲、锤锻、锯刨或凿硬木、割草、挖掘等）
Ⅳ（极重体力劳动）	大强度的挖掘、搬运，接近极限节律的极强活动

不同劳动强度能量需求表

劳动强度	举例	所需能量［kcal/（kg·d）］		
		正常	低体重	超重、肥胖
休息	卧床	20～25	25～30	15～20
轻体力劳动	办公室职员工作，做简单家务或与其相当的活动量	25～30	35	20～25
中体力劳动	学生、司机、体育教师，做一般农活或与其相当的活动	30～35	40	30
重体力劳动	从事建筑、搬运、重体力农活、舞蹈等工作或活动，或与其相当的活动量的劳动	40	45～50	35

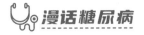
休息

卧床。

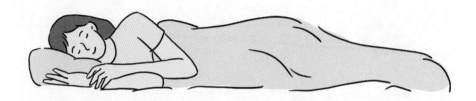

轻体力劳动

一般日常生活，如步行、骑自行车、坐车、开车、上下楼梯、洗衣服、拖地、买菜、做饭等；在办公室工作、修理、售货等。自我感觉：轻松，能说话、唱歌。能量消耗＜ 3.5 kcal/min。

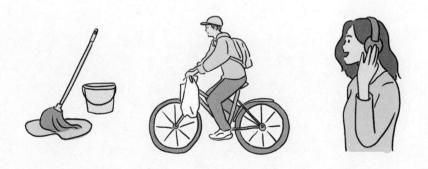

中体力劳动

如跳柔和的舞蹈、骑马、打太极拳、搬运东西（重量＜ 20 kg）、骑自行车（速度＜ 32 km/h）等；学生日常活动、驾驶机动车、电工安装等。自我感觉：能说话不能唱歌。能量消耗 3.5 ～ 7.0 kcal/min。

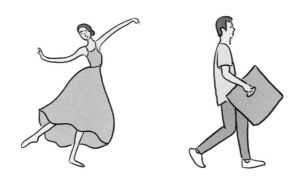

重体力劳动

如竞走、伐木、快骑自行车、搬运重物（重量≥ 20 kg）、装卸、举哑铃等。自我感觉：说话困难。能量消耗＞ 7.0 kcal/min。

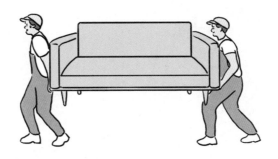

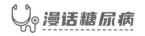

民民姐好奇地问了健健几个问题。

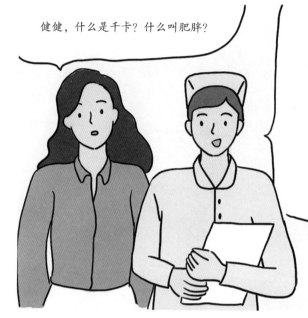

健健，什么是千卡？什么叫肥胖？

千卡是热量的计算单位，简称 kcal，1 kcal 等于 4.18 kJ。超过标准体重的 20% 以上，则为肥胖。如全全的标准体重是 60 kg，如果她的体重超过 60+60×20%=72 kg，就算肥胖了。对于肥胖患者，应该控制饮食，减少热量的摄入；对于消瘦的患者、怀孕的患者和儿童，必须给予足够热量的食物。

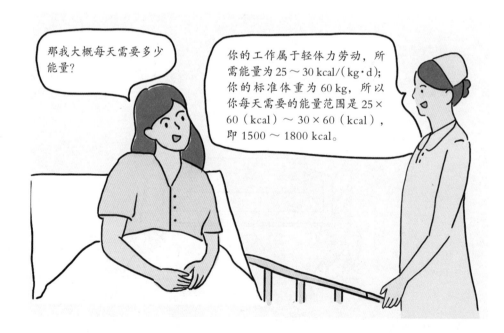

那我大概每天需要多少能量？

你的工作属于轻体力劳动，所需能量为 25～30 kcal/（kg·d）；你的标准体重为 60 kg，所以你每天需要的能量范围是 25×60（kcal）～30×60（kcal），即 1500～1800 kcal。

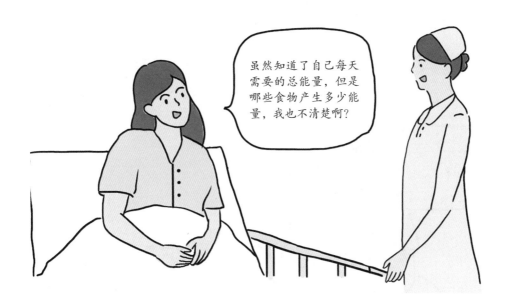

提供能量的食物一般分为蛋白质、脂肪、碳水化合物三类营养素，应根据合理的营养比例摄入：

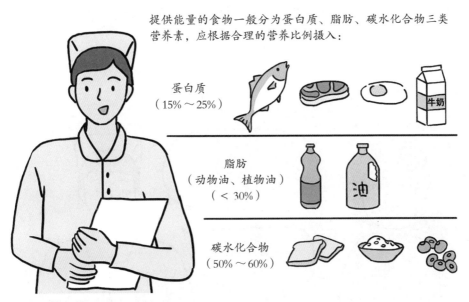

蛋白质
（15%～25%）

脂肪
（动物油、植物油）
（＜30%）

碳水化合物
（50%～60%）

健康饮食小贴士

多吃高纤维食品：如瓜果、蔬菜、五谷杂粮等。

少盐：一般每日摄入盐在 6g 以下，高血压患者应少于每日 2g。

忌吃容易吸收的糖：如蜂蜜、冰激凌、甜点等。

适量补充维生素 B、维生素 C、微量元素和钙等。

少量多餐，戒烟戒酒。

135

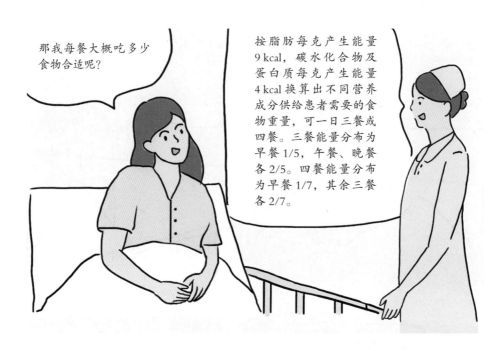

那我每餐大概吃多少食物合适呢?

按脂肪每克产生能量9 kcal,碳水化合物及蛋白质每克产生能量4 kcal换算出不同营养成分供给患者需要的食物重量,可一日三餐或四餐。三餐能量分布为早餐1/5,午餐、晚餐各2/5。四餐能量分布为早餐1/7,其余三餐各2/7。

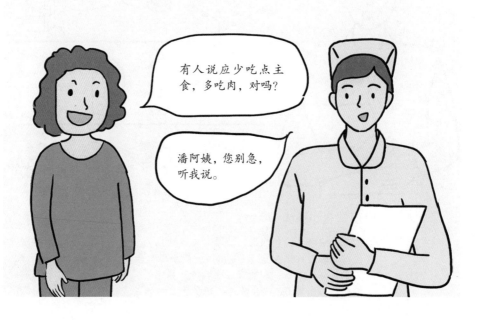

有人说应少吃点主食,多吃肉,对吗?

潘阿姨,您别急,听我说。

糖尿病患者饮食建议

（1）饮食与运动要平衡，达到或者维持健康体重（理想体重波动在 10% 以内）。

（2）主食定量、粗细搭配，增加全谷物及杂豆类。

（3）多吃蔬菜，水果适量，颜色种类要多样。

（4）常吃鱼禽，蛋类和猪肉类适量，限制加工的肉类。

（5）奶类、豆类天天有，加餐要合理选择。

（6）清淡饮食，足量饮水，限制饮酒。

（7）定时定量，细嚼慢咽，注意顺序。

（8）做好糖尿病患者自我管理（主要包括饮食控制、合理运动、安全用药、监测血糖、注意足部护理、预防低血糖六个方面）。此外，还要定期接受个体化的营养指导，经常到营养门诊接受指导，保证一年至少 4 次。

健健，你直接告诉我，可以吃什么、吃多少得了，难道我每天做饭还拿秤来称重一下吗？

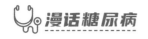

糖尿病饮食控制的"手掌法则"

众所周知，饮食治疗是控制血糖的基础，"管住嘴"对糖尿病患者的重要性不言而喻。但是，一日三餐究竟该吃多少？营养又该如何搭配呢？

大部分糖尿病患者都很重视自己的饮食，但说起具体怎么吃才对身体好，不少患者依然是一头雾水。如果严格按照"称量法"，每次做饭前都拿个秤来称一下要吃的东西，未免太麻烦。现在，饮食控制的"手掌法则"告诉您，只需伸出您的手，便可轻松帮您搞定"吃"的问题。

普通成年人每天的主食（如米饭、面粉类、淀粉类等）是250～300g，每餐的量相当于患者拳头大小，每天2～3顿。

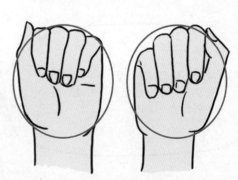

主食：每餐一个拳头大小的量

每个人大概每天需要的蛋白质约 1 g/kg，糖尿病患者每天可以摄入 50 ～ 100 g 蛋白质。

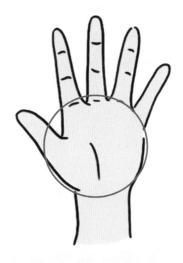

**蛋白质类食物（如鱼、虾）：
每天一个手掌心大小的量**

糖尿病患者要坚持清淡饮食，每天大概摄入一拇指尖大小的油脂量就够了。

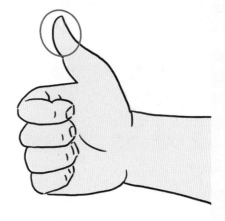

油脂：每天一个拇指尖大小的量

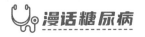

　　两手一捧的蔬菜量大约有 500 g，每天进食 500 ～ 1000 g 蔬菜可满足需要。当然此处所说的蔬菜是指低碳水化合物的绿叶蔬菜，如白菜、菠菜、卷心菜、豆芽等。需要注意的是，土豆、山药、红薯、莲藕等根茎类蔬菜由于淀粉含量较高，应该按主食算，如果吃了这类蔬菜就要将其所含的能量从主食中扣除。另外，果仁类（如花生米、核桃仁等）油脂含量很高，也不能按蔬菜计算。

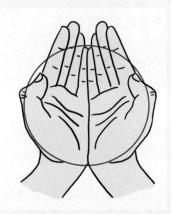

蔬菜：每天一到两捧量

　　由于大部分水果的含糖量都比较高，因此糖尿病患者食用水果时要特别注意，一般来说，每天摄入水果量相当于一个拳头大小即可。

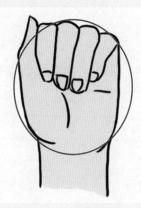

水果：每天一个拳头大小的量

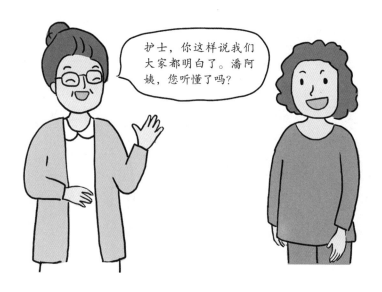

需要说明的是，如果体形肥胖且活动量不足，那么能量摄入就要限制得严格一些；反之，如果体形偏瘦且活动量较大，那么能量摄入则应适当放宽。此外，糖尿病患者也要注意饮食多样化，并非什么都不能吃，但要注意膳食平衡。如果某天多吃了几颗花生米，那在做饭时应少放点油、少吃点肉，以保持平衡。

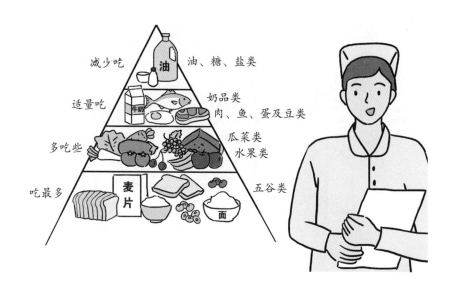

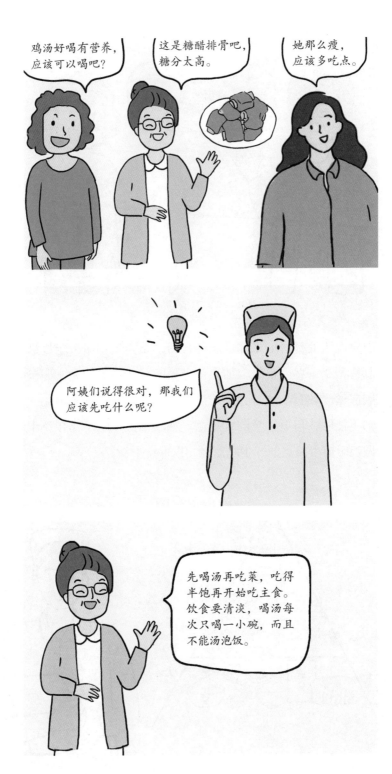

　　先喝汤水可以湿润消化道，排空一部分胃酸，使食物消化的时间延长，胃排空延迟，主食包裹在蔬菜肉类中间不易吸收，可以降低食物升糖指数，进而使餐后血糖上升幅度减小，减少血糖波动，降低 HbA1c 水平，有利于患者长期的血糖控制，减轻并发症。

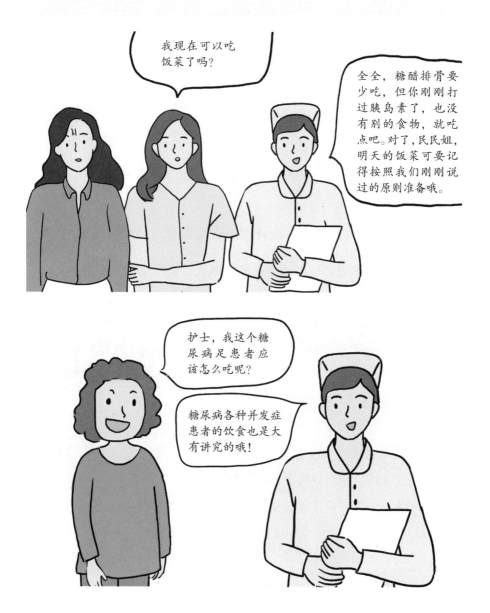

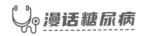

糖尿病并发症患者饮食建议

1. 糖尿病合并神经病变患者饮食建议

以糖尿病饮食为主，总的原则是低热量，低升糖指数，补充优质蛋白，营养要均衡。推荐吃含优质蛋白比较多的食物，如瘦肉、鱼肉等，以及粗纤维食物。

糖尿病合并神经病变患者更应该多吃富含 B 族维生素的食物，如动物内脏（如猪肝、鹅肝等）、蔬菜（如芹菜、韭菜、菠菜、生菜、白菜）、谷类（如大米、小米、燕麦、荞麦、大麦等）、蛋类（如鸡蛋、鸭蛋、鹅蛋等）。及时补充这些食物，对于神经细胞的恢复、生长很有帮助。

2. 糖尿病肾病及透析治疗患者饮食建议

糖尿病肾病患者应注重整体膳食结构，实施低蛋白饮食，推荐每天摄入能量 30～35 kcal/kg。但是，肥胖患者需适当限制能量摄入，可每天减少 250～500 kcal，直至达到理想体重。

蛋白质的质和量对肾功能有影响，实施以白肉（鱼和鸡类）、蔬菜和奶类为主要来源的低蛋白质饮食，可能有改善蛋白尿的作用。显性蛋白尿患者可适量限制蛋白质摄入，推荐蛋白质摄入量每天 0.8 g/kg。

糖尿病肾病者推荐脂肪摄入量：总脂肪供能比低于 30%，饱和脂肪低于 10%，胆固醇低于 200 mg/d。

透析患者能量摄取推荐量与非糖尿病透析患者相似，即＜60 岁为 35 kcal/（kg·d）、≥60 岁为 30～35 kcal/（kg·d）。

透析患者蛋白质推荐量：血液透析患者为 1.1～1.2 g/（kg·d），

腹膜透析患者为 1.2 ～ 1.3 g/（kg·d）。

无论处于糖尿病肾病的哪一个阶段，均建议控制 HbA1c 在 7.0%
以下。建议低蛋白饮食在营养（医）师的监测和指导下施行。

3. 糖尿病合并心血管疾病患者饮食建议

（1）限制脂肪。总脂肪量应占总能量的 20% ～ 35%，饱和脂
肪酸的摄入量应占总脂肪摄入量的 10% 以下或全天总能量的 7% 以
下；反式脂肪酸摄入量应少于总能量的 1%，膳食胆固醇每天不超过
200 mg。同时，应增加 ω-3 不饱和脂肪酸的摄入，可溶性膳食纤维
每天摄入 10 ～ 25 g，植物甾醇每天摄入 2 g。对于合并高血压的糖
尿病患者，还应限制钠盐的摄入。

（2）坚持地中海饮食。有助于升高 HDL-C，降低 TG 及血压，
同时降低空腹血糖及胰岛素抵抗。

（3）糖尿病患者及糖尿病合并高血压的患者需限制每日钠摄入
量少于 1700 mg（相当于 4.25 g 氯化钠）。

（4）对于合并脂代谢异常的糖尿病患者，应减少饱和脂肪酸、
反式不饱和脂肪酸及胆固醇的摄入量；增加 ω-3 不饱和脂肪酸、膳
食纤维及植物甾醇摄入量；控制体重，增加活动量。

降低糖尿病患者心血管疾病风险的生活方式干预包括减轻（如
果超重）并保持体重、健康饮食、戒烟、适量饮酒、增加活动量、
控制血压低于 130/80 mmHg、控制 HbA1c 小于 7.0%。

4. 糖尿病合并低血糖患者

（1）尽管碳水化合物都可改善低血糖，但对于有意识的低血糖
患者仍首选葡萄糖（15 ～ 20 g）；如治疗 15 分钟后仍为低血糖，应
再次给予葡萄糖；一旦血糖恢复正常，需继续添加一餐，以防止低

血糖复发。

（2）避免空腹饮酒。

（3）对于使用胰岛素和促胰岛素分泌剂治疗且运动前血糖监测低于 5.6 mmol/L 的患者，应增加碳水化合物的摄入以预防低血糖。

（4）2 型糖尿病患者摄入蛋白可增加胰岛素反应，但不增加血浆葡萄糖浓度，因此，蛋白食物不能用于治疗急性低血糖或预防夜间低血糖。

（5）低血糖生成指数饮食可改善血糖控制效果且不增加低血糖风险。

特殊人群的营养管理

1. 糖尿病儿童患者

在糖尿病儿童患者中，1 型糖尿病占 80% ～ 90%，但 2 型糖尿病患者的数量也在逐渐增多。1 型糖尿病儿童青少年患者管理需考虑患者生长发育不同阶段的生理差异及家庭参与。

生长发育期的儿童患上糖尿病以后，需要饮食治疗同时结合其生长发育所需的营养及血糖浓度两个方面来考虑。

对 1 型糖尿病患者的治疗，中华医学会糖尿病学分会以及国际糖尿病联盟将糖尿病的营养治疗纳入生活方式管理，日常通过多样的食物合理搭配、营养素的合理分配和限制、科学计算和干预，来维持机体的营养平衡，满足儿童青少年生长发育及基本活动所需的各种营养要求；同时，纠正糖尿病带来的代谢紊乱，延缓并减轻糖尿病并发症的发生、发展，提高生活质量。

糖尿病儿童患者能量摄入应遵循"总量控制"原则，在控制总能量的同时应注意保持平衡膳食，每日总能量摄入宜按以下比例分配：碳水化合物占 50% ～ 55%，脂肪占 25% ～ 35%，蛋白质占 15% ～ 20%。

第一原则：依据儿童患者的身高、体重、年龄和活动量计算总能量。

儿童全日总能量（kcal）＝ 1000 ＋年龄 ×（100 ～ 70），括号中的系数 100 ～ 70，即 1 ～ 3 岁儿童按 100、3 ～ 6 岁按 90、7 ～ 10 岁按 80、大于 10 岁者按 70 分别计算。

经过长期的观察和实际计算，患儿的全日总能量计算可以简化为女孩总能量＝ 1000 ＋年龄 ×100（kcal）、男孩总能量＝ 1000 ＋（年龄 ＋ 1）×100（kcal），也就是 6 岁的女孩应摄入大约 1600 kcal 总能量，6 岁的男孩应摄入大约 1700 kcal 总能量。根据相对的参考值，有利于控制饮食总能量摄入。

2. 妊娠糖尿病患者

（1）应采用饮食治疗、运动治疗、血糖监测及根据血糖水平进行胰岛素治疗等综合措施实施妊娠糖尿病孕期及哺乳期管理。

（2）能量摄入应适度，以保证适量的体重增加。孕期不宜出现体重下降的现象。对于有妊娠糖尿病的超重或肥胖妇女，应合理控制体重增长速度。

（3）少量多餐。选择低血糖生成指数食物或应用糖尿病配方的营养代餐有助于妊娠糖尿病血糖控制及围产结局，并降低发生低血糖风险。

（4）孕前和妊娠早期在平衡膳食的基础上每日额外补充 400 μg 叶酸，以降低子代中发生神经管缺陷和先天性畸形的风险。

（5）孕期及哺乳期均应维持良好的营养素摄入，必要时补充铁剂、钙剂或适合孕期的营养素复合制剂。

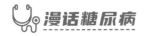

3. 糖尿病老年患者

2 型糖尿病老年患者应进食能量密度高且富含膳食纤维、低血糖生成指数的食物。美国糖尿病学会推荐膳食纤维的摄入量为每天 14 g/1000 kcal。进食优质蛋白对肌细胞内物质合成、减轻年龄相关的肌肉萎缩很重要。

温馨小提示

患者应在糖尿病专家和营养师指导下合理饮食，以达到安全降糖的目的。

胰岛素治疗或者口服降糖药的患者，在注射胰岛素或服药之前一定要备好餐，牢记各种药物的注意事项，及时进餐，避免发生低血糖。

健健抬手看了看手表，提醒全全吃饭时间到了。

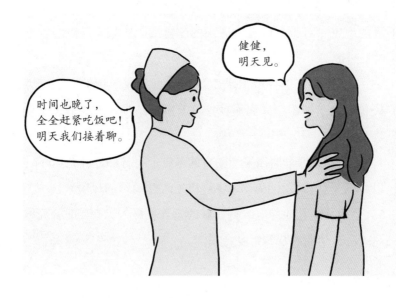

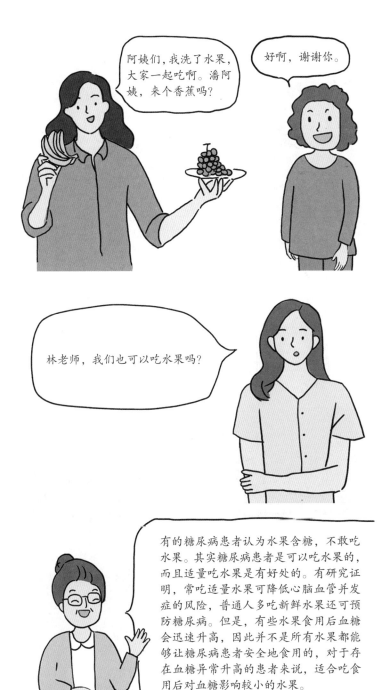

阿姨们，我洗了水果，大家一起吃啊。潘阿姨，来个香蕉吗？

好啊，谢谢你。

林老师，我们也可以吃水果吗？

有的糖尿病患者认为水果含糖，不敢吃水果。其实糖尿病患者是可以吃水果的，而且适量吃水果是有好处的。有研究证明，常吃适量水果可降低心脑血管并发症的风险，普通人多吃新鲜水果还可预防糖尿病。但是，有些水果食用后血糖会迅速升高，因此并不是所有水果都能够让糖尿病患者安全地食用的，对于存在血糖异常升高的患者来说，适合吃食用后对血糖影响较小的水果。

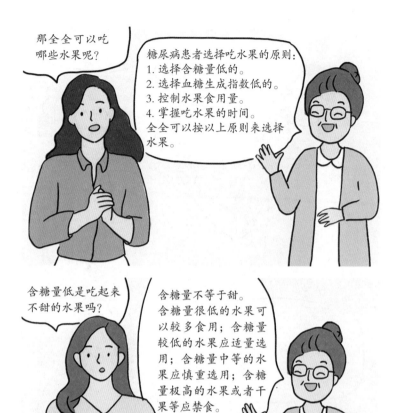

那全全可以吃哪些水果呢?

糖尿病患者选择吃水果的原则:
1. 选择含糖量低的。
2. 选择血糖生成指数低的。
3. 控制水果食用量。
4. 掌握吃水果的时间。
全全可以按以上原则来选择水果。

含糖量低是吃起来不甜的水果吗?

含糖量不等于甜。含糖量很低的水果可以较多食用;含糖量较低的水果应适量选用;含糖量中等的水果应慎重选用;含糖量极高的水果或者干果等应禁食。

各种水果含糖对照表

水果类别	品种	每100 g 含糖量
含糖量很低的水果	西红柿、山楂、柠檬等	< 5 g
含糖量较低的水果	杨梅、香瓜、阳桃、乌梅、番石榴、猕猴桃、柚子、草莓、火龙果、苹果等	5～10 g
含糖量中等的水果	蜜橘、葡萄、山竹、梨、橙、樱桃等	10～15 g
含糖量极高的水果	柿子、荔枝、龙眼、甘蔗、水蜜桃、干果、果脯等	> 15 g

全全又问："林老师，那什么时间吃水果比较合适呢？"

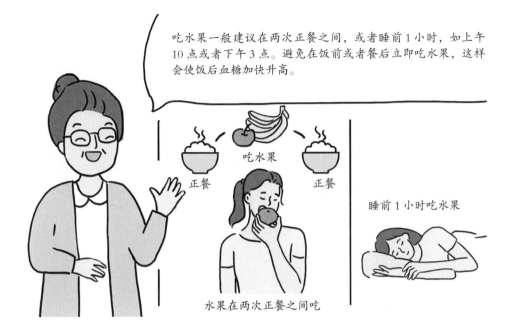

吃水果一般建议在两次正餐之间，或者睡前 1 小时，如上午 10 点或者下午 3 点。避免在饭前或者餐后立即吃水果，这样会使饭后血糖加快升高。

吃水果

正餐　　正餐

睡前 1 小时吃水果

水果在两次正餐之间吃

糖尿病患者水果摄入

　　含糖量低的水果也不能无限制地吃。一般来说，根据水果对血糖的影响来确定进食水果的量，水果一日量一般在 100 g 左右。吃水果后需要观察血糖、尿糖的变化，应当减少主食。如果每天吃 200 g 水果（平均含糖 10%），应该减少主食约 25 g，以保持每日摄入的总能量不变。可以在吃水果之前以及吃水果之后的 2 小时分别测量血糖，观察这种水果对自身血糖的影响，看对血糖控制有何影响，从而选择适合自己吃的水果。

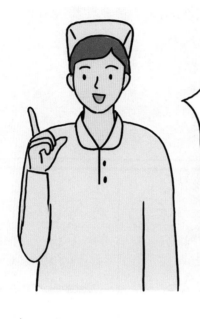

并不是所有糖尿病患者都可以放心吃水果的。首先，要较好地控制血糖，即保持血糖水平稳定，短期内（14～28天内）没有大的波动；餐后血糖＜11.1 mmol/L，糖化血红蛋白水平在正常范围内。其次，吃水果的时间最好选在两餐之间，也可以在饥饿时或者体力活动之后。

推荐适合糖尿病患者吃的十种水果

（1）草莓：低血糖生成指数，低热量，富含维生素、矿物质。

（2）苹果：低血糖生成指数，糖成分较合理，富含果胶、膳食纤维。

（3）雪莲果：低血糖生成指数，富含低聚果糖。

（4）野生猕猴桃：富含膳食纤维、维生素C。

（5）柠檬：含糖量低，富含维生素C。

（6）火龙果：含糖量低、低热量，富含膳食纤维。

（7）阳桃：水分多、含糖量低、低热量。

（8）山楂：含糖量低，富含黄酮类物质。

（9）樱桃：低血糖生成指数，富含花青素苷。

（10）番石榴：含糖量低，富含多种维生素和膳食纤维。

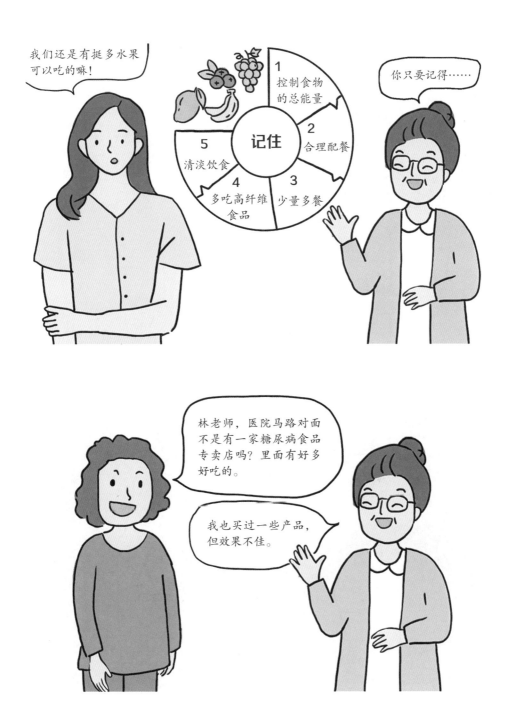

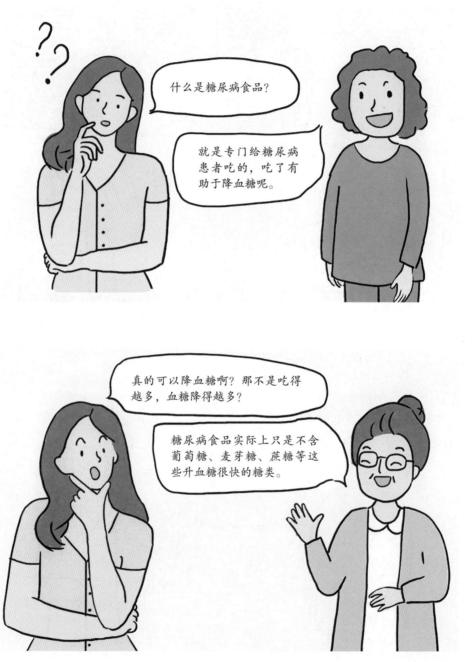

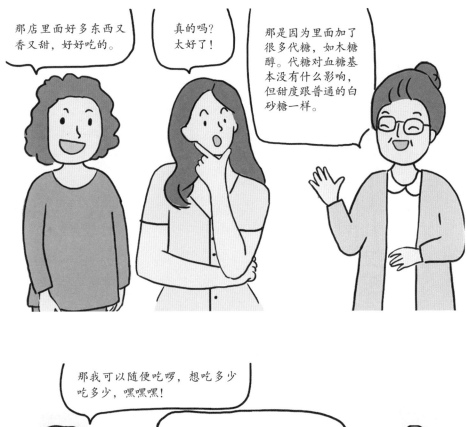

那店里面好多东西又香又甜，好好吃的。

真的吗？太好了！

那是因为里面加了很多代糖，如木糖醇。代糖对血糖基本没有什么影响，但甜度跟普通的白砂糖一样。

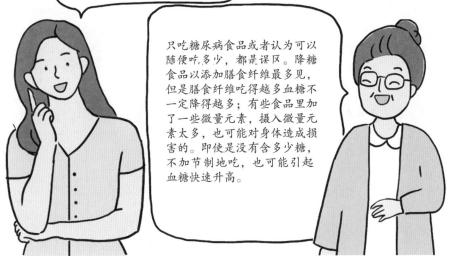

那我可以随便吃啰，想吃多少吃多少，嘿嘿嘿！

只吃糖尿病食品或者认为可以随便吃多少，都是误区。降糖食品以添加膳食纤维最多见，但是膳食纤维吃得越多血糖不一定降得越多；有些食品里加了一些微量元素，摄入微量元素太多，也可能对身体造成损害的。即使是没有含多少糖，不加节制地吃，也可能引起血糖快速升高。

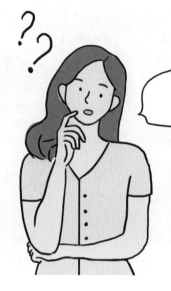

那要怎么选择合适的糖尿病食品呢?

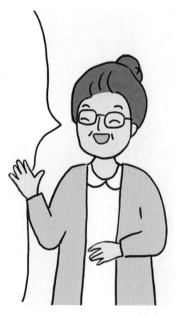

1.瓜果、蔬菜、肉类等食物才是我们的主要食物,不能因为吃了糖尿病食品就少吃或不吃这些主要食物。

2.有计划进食。糖尿病食品要与同类普通食品进行换算,就是说你吃了糖尿病食品,就应该把这餐的主食减掉,保持总能量摄入不变。

3.认真看包装上的营养标签,看不懂可以请教专业营养师。

4.根据需要选择。比如,消化功能不好的,就少吃添加膳食纤维的食品。

5.孕妇慎吃。多咨询糖尿病专家和产科专家。

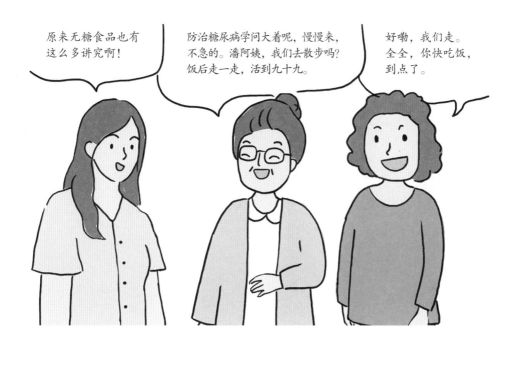

温馨小提示

各位糖尿病患者，无糖食品和糖尿病食品要在专业人士指导下适量食用。

第 5 章

科学运动，贵在坚持
——糖尿病之运动篇
（住院第 4 天）

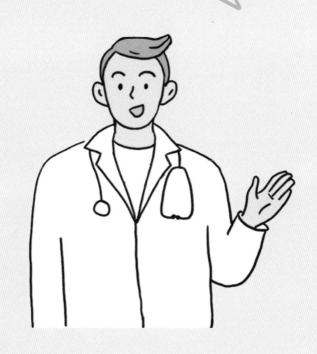

清晨，第一缕阳光透过窗帘的缝隙，从窗户一角偷偷爬上了洁白的被子。

果绿色的窗帘随风摆动，像个调皮的孩子在轻舞着。一缕缕阳光射进房间，像一束束闪闪的金线，不仅照亮了房间，也照亮了全全的心田。

"主人，来电话了，快点接电话呀！"

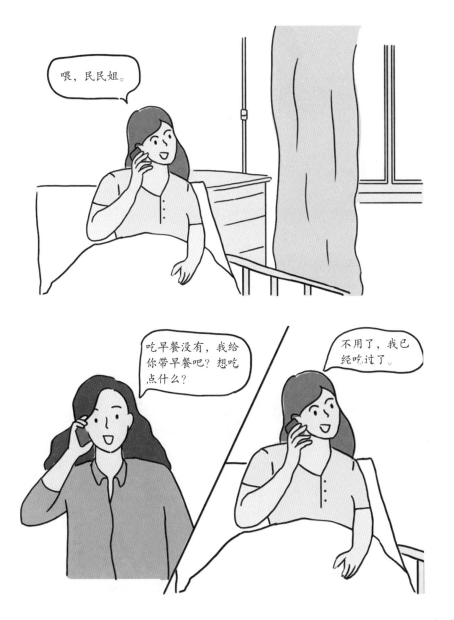

听着电话里全全欢快的声音，民民顿时变得格外安心。

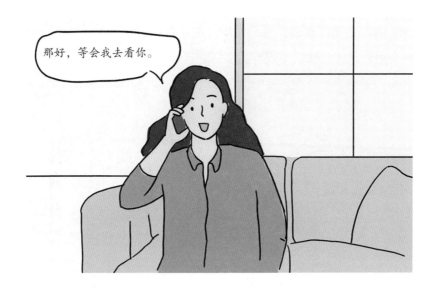

病房里，热情的潘阿姨和博学的林老师已经吃完早餐，收拾好碗筷。潘阿姨两手扶着门框，半个头伸出门外。林老师正在整理衣服。

潘阿姨回过头来说："外面好多人了，我们也出去走走吧！"

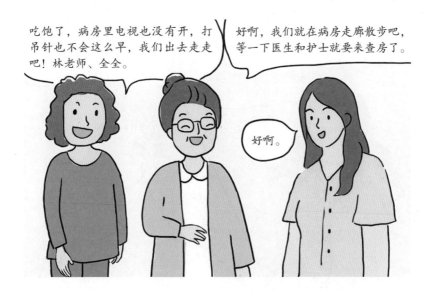

　　三人在病房的走廊散步，走廊上三五成群的患者你一言我一语地聊着家长里短。

　　"老李，早上扎手指检查，血糖怎么样了？"

　　"哎，别提了，昨晚睡觉前吃了半个苹果，今早空腹血糖值又到 8.9 了。"

　　"黄姐，中午您订的是什么菜啊？"

　　"中午订肉片炒黄瓜再加一个青菜，护士说要清淡饮食。"

　　迎面而来一位正在快步走的阿姨，潘阿姨跟她打招呼："小冯，走了几圈了？"

　　冯阿姨笑呵呵说道："刚走了三圈，还没有达标呢。"

　　三人不知不觉已来到了护士站，只见一个紫衣美女双手扶头站在护士站台前。

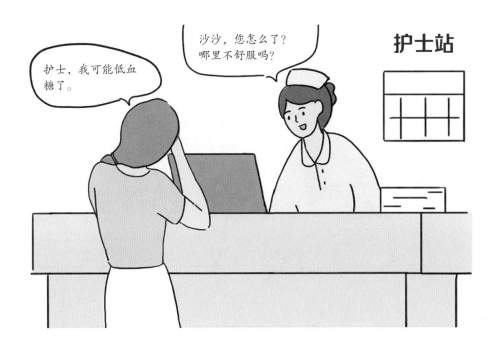

　　沙沙虚弱地低声说道："护士，我听医生说运动可以降血糖，刚刚我下去运动了。"

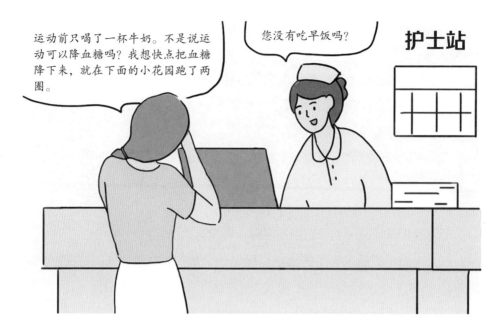

健健马上推来治疗车帮沙沙测血糖。

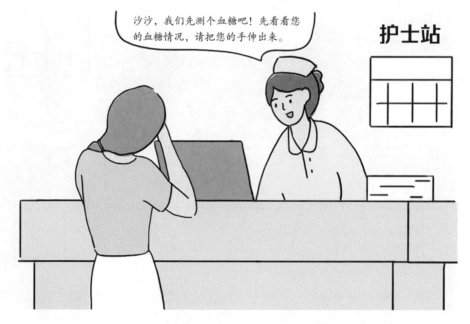

只听见"滴"的一声，血糖便测好了。健健看了看血糖仪读数："沙沙，您现在血糖是 3.0 mmol/L，属于低血糖了，现在有什么不舒服吗？"

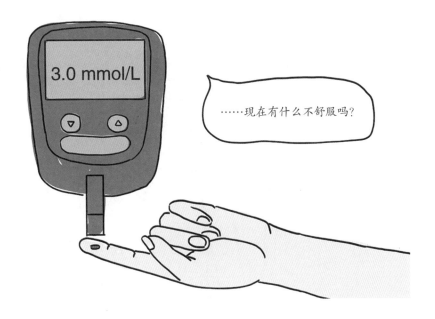

健健给沙沙测完血糖，便向医生报告沙沙的血糖情况。

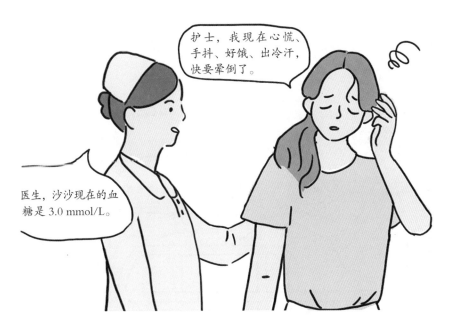

健健扶着沙沙慢步走回护士站对面的病房 50 床。这时，李医生走进了病房。

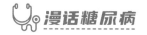

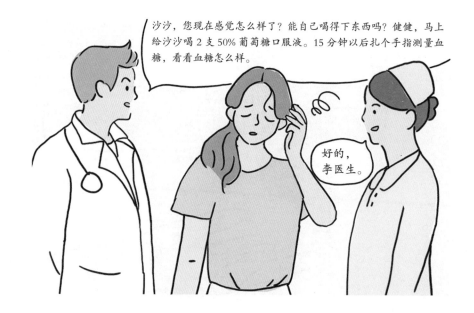

沙沙，您现在感觉怎么样了？能自己喝得下东西吗？健健，马上给沙沙喝 2 支 50% 葡萄糖口服液。15 分钟以后扎个手指测量血糖，看看血糖怎么样。

好的，李医生。

健健查看医嘱后，便跟同事一起准备好葡萄糖口服液，推着治疗车来到 50 床："沙沙，刚刚医生给您开了葡萄糖口服液，喝了以后血糖会慢慢回升的。"

健健按医生嘱咐喂沙沙喝下 2 支 50% 葡萄糖口服液，扶沙沙躺下休息并交代沙沙后续注意事项。

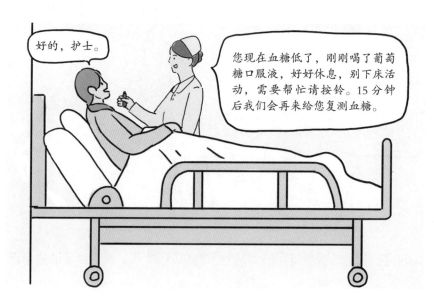

好的，护士。

您现在血糖低了，刚刚喝了葡萄糖口服液，好好休息，别下床活动，需要帮忙请按铃。15 分钟后我们会再来给您复测血糖。

健健刚回到护士站，抬头便看见全全、潘阿姨、林老师迎面走来。

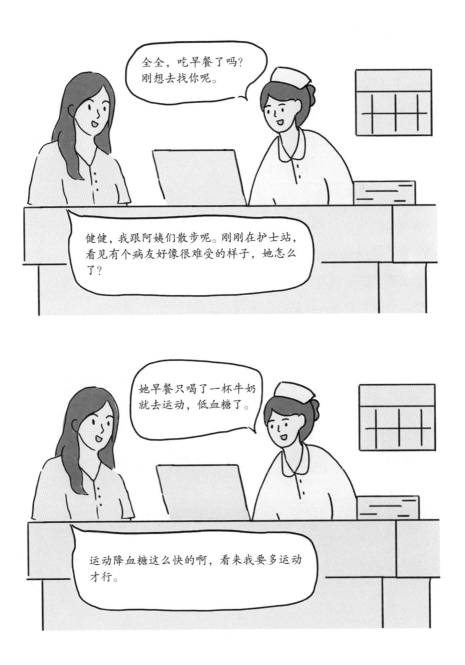

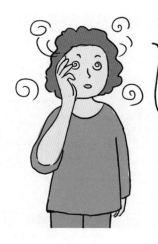

我也挨过一次低血糖，好难受的，心跳得特别快，出冷汗，头晕眼花，有一种好饿的感觉。一次低血糖，终身难忘啊。

潘阿姨沉思了一会儿，接着说："去年，隔壁病房8床的阿姨白天还好好的，我们还一起散步、聊天来着。第二天早上起床后准备跟她一起去买个早餐，去找她才发现她已不在病房里。7床的阿姨说，8床的阿姨半夜发生了低血糖，心脏不舒服，转到心血管科治疗去了。"

潘阿姨："听说导致急性心肌梗死，过了好久才出院！"

健健忙安慰道："糖尿病患者在治疗过程中，可能发生血糖过低现象。低血糖是常见的急性并发症之一，轻者可出现心慌、手抖、出虚汗等症状，严重的可引起脑梗死、心肌梗死，甚至危及生命。病友们都特别重视糖尿病高血糖，但低血糖也不可忽视，病友们要特别注意哦。"

全全听完一脸恐慌地说："低血糖太危险了，要是在家或者外面发生低血糖了可怎么办？"

健健忙安慰道："别怕，我们有低血糖急救处理'3·15'原则呢？"

低血糖急救处理"3·15"原则

 立即停止运动，监测血糖，如血糖 ≤ 3.9 mmol/L，进食含 **15 g 碳水化合物**的食物。

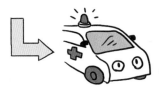 **15 分钟后**再次监测血糖，如血糖 ≤ 3.9 mmol/L，再给予同等食物。

15 分钟后再次监测血糖，如未能纠正，立即就医。

约含 15 g 碳水化合物的食物

4 片葡萄糖片

半杯橙子汁

1 杯脱脂牛奶（250 mL）

3/4 杯含糖苏打水（如雪碧、芬达等）

2～4 块方糖

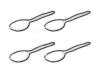

4 勺白糖

150 mL 可乐

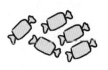

3～5 颗糖

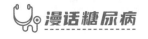

低血糖的判断标准

对于非糖尿病患者来说，低血糖症的诊断标准为血糖值小于 2.8 mmol/L，而接受药物治疗的糖尿病患者只要血糖值小于 3.9 mmol/L 就属于低血糖。

低血糖可能的诱因和预防

（1）未按时进食或进食过少。患者应定时、定量进餐，如果进餐量减少则相应减少降糖药物的剂量，有可能误餐时应提前做好准备。

（2）呕吐、腹泻。呕吐、腹泻可使机体能量（尤其是碳水化合物）摄入减少，从而诱发低血糖。

（3）摄入酒精，尤其是空腹饮酒。摄入酒精能直接导致低血糖，应避免酗酒和空腹饮酒。

（4）运动量增加。患者根据自身身体素质状况选择合适的运动方式。运动前应增加额外的碳水化合物摄入，以预防低血糖的发生。

（5）自主神经功能障碍。糖尿病患者常伴有自主神经功能障碍，影响机体对低血糖的调节能力，增加发生严重低血糖的风险。同时，低血糖也可能诱发或加重患者自主神经功能障碍，形成恶性循环。

（6）肝、肾功能不全。合并肝、肾功能不全的糖尿病患者容易发生低血糖，与肝、肾功能不全引起纳差及糖异生能力降低等因素有关。

（7）胰岛素及胰岛素促泌剂的应用。胰岛素及胰岛素促泌剂可诱发低血糖，故使用这些药物应从小剂量开始，逐渐增加剂量，并做好血糖监测。患者如果出现低血糖，应积极寻找原因，及时调整治疗方案和药物剂量。

（8）血糖控制目标过严。过严的血糖控制会增加低血糖的风险，严重低血糖可能导致患者死亡风险增加，因此对有低血糖尤其是严重低血糖或反复发生低血糖的糖尿病患者除调整治疗方案外，还应适当放宽血糖控制目标。

低血糖的预防和处理

（1）合理使用胰岛素和口服降糖药。

（2）生活规律，养成良好的生活习惯，戒烟戒酒，定时定量饮食，保持每日基本稳定的摄食量。

（3）熟悉低血糖的症状以及低血糖自我处理的方法。

①加强血糖的监测，及早发现低血糖。

②外出时随身携带糖尿病卡、少量糖和食物。

（4）要注意预防夜间低血糖。

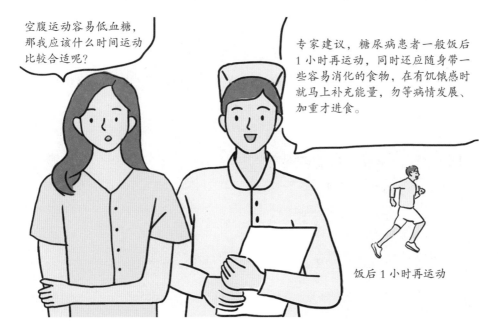

空腹运动容易低血糖，那我应该什么时间运动比较合适呢？

专家建议，糖尿病患者一般饭后 1 小时再运动，同时还应随身带一些容易消化的食物，在有饥饿感时就马上补充能量，勿等病情发展、加重才进食。

饭后 1 小时再运动

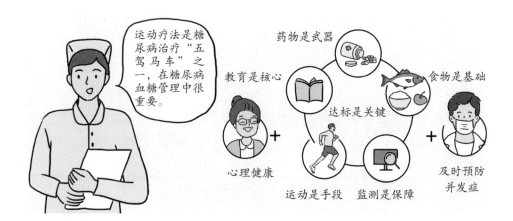

运动疗法是糖尿病治疗"五驾马车"之一，在糖尿病血糖管理中很重要。

教育是核心
心理健康

药物是武器

食物是基础

达标是关键

及时预防并发症

运动是手段   监测是保障

糖尿病治疗的"五驾马车"

（1）知识教育。糖尿病患者在诊断后应接受糖尿病知识教育，全面认识糖尿病，掌握糖尿病相关知识和治疗技能，并且通过不断学习，做到"知己知彼，从容应对"。

（2）饮食治疗。"民以食为天"，饮食治疗是糖尿病治疗的基础和根本。根据患者个人饮食习惯、文化等制订个性化营养均衡的饮食计划，促进并维持健康的饮食习惯，达到并维持合理体重，可以良好地控制血糖、血压、血脂水平以及防止或延缓糖尿病并发症的发生。

（3）运动治疗。运动锻炼在糖尿病患者的综合管理中占重要地位。规律运动可增加胰岛素敏感性，减轻体重，减轻患者压力，有助于控制血糖、减少心脑血管危险因素。此外，对糖尿病的预防也起着重要的作用。

（4）药物治疗。在饮食和运动不能控制血糖达标时，应及时采用药物治疗。临床上，常需要口服降糖药物或注射胰岛素。

（5）血糖监测。血糖监测是糖尿病管理中的重要组成部分，是糖尿病综合治疗方案的保障。血糖监测结果有助于评估糖尿病患者糖代谢紊乱的程度，制订合理的降糖方案，同时反映降糖治疗的效果，并指导治疗方案的调整。

全全疑惑地问道："那糖尿病患者运动有哪些好处呢？"

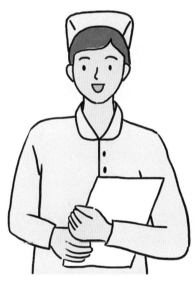

糖尿病患者运动的好处：

1. 提高胰岛素的敏感性，减轻胰岛素抵抗。
2. 改善葡萄糖代谢，有效降低血糖。
3. 促进血液循环和心脏康复，改善心肺功能。
4. 有利于血压、血脂的调控，促进健康。
5. 使人精力充沛，缓解压力。
6. 增强肌肉力量和身体灵活性。
7. 减少身体脂肪含量，保持体重。
8. 降低血栓形成的风险。

全全又问："运动好处那么多呀！那该如何科学地进行运动锻炼呢？"

健健回答："2 型糖尿病成年患者应进行中等强度的有氧运动，最好在专业人员指导下进行。"

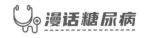
2 型糖尿病患者运动时应遵循的原则

运动治疗是 2 型糖尿病患者的综合管理不可缺少的重要手段。

适当规律运动可增加胰岛素敏感性，改善体质及生活质量，有助于控制血糖、减少心血管危险因素，而且对糖尿病高危人群一级预防（控制 2 型糖尿病的危险因素，预防糖尿病的发生）效果显著。有研究表明，坚持规律的适当运动的糖尿病患者，其死亡风险显著降低。

（1）运动治疗宜在相关专业人员指导下进行。运动前进行必要的健康评测和运动能力评估，有助于保证运动治疗的安全性和科学性。

（2）2 型糖尿病成年患者应进行中等强度的有氧运动，即运动时轻微费力，心跳和呼吸加快但不急促，每周至少运动 150 分钟，如每周运动 5 天、每次 30 分钟。即使进行 1 次短时的体育运动（如 10 分钟），累计每天 30 分钟，也是有益的。

全全问道："中等强度运动？运动还分等级吗？那不同的等级对应的是哪些运动呢？"

健健回答道："运动可以分为 4 个等级，包括非常轻度运动、轻度运动、中等强度运动和高强度运动。"

不同强度的运动

高强度运动	跳绳、做球类运动、游泳、快跑……	
中等强度运动	快走、慢跑、骑自行车、爬楼梯、跳健身操……	
轻度运动	做广播体操、打太极拳……	
非常轻度运动	购物、散步、做家务……	

全全满脸疑惑地问道："刚刚提到的有氧运动又是什么呢？那除了有氧运动，还有别的运动吗？"

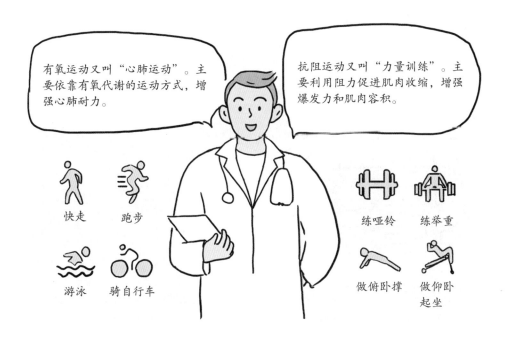

有氧运动又叫"心肺运动"。主要依靠有氧代谢的运动方式，增强心肺耐力。

抗阻运动又叫"力量训练"。主要利用阻力促进肌肉收缩，增强爆发力和肌肉容积。

快走　　跑步　　游泳　　骑自行车

练哑铃　　练举重　　做俯卧撑　　做仰卧起坐

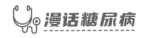
有氧运动与抗阻运动

有氧运动是指人体在氧气充分供给的情况下进行的体育锻炼，即在运动过程中，人体吸入的氧气与需求相等，达到生理上的平衡状态。运动时间较长（约20分钟或以上），运动强度在中等或中等以上的强度、心率保持在150次/分的运动为有氧运动。

抗阻运动是肌肉在克服外加阻力时进行的主动对抗运动。阻力的大小根据患肢肌力而定，以经过用力后能克服阻力完成运动为度。抗阻运动能恢复和发展肌力，广泛用于各种原因所致的肌肉萎缩。

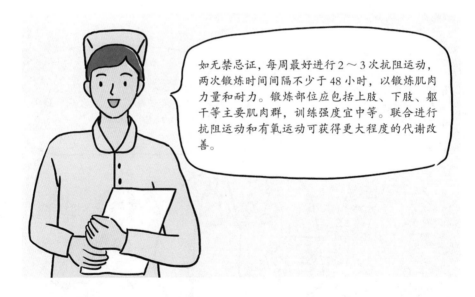

全全问道："运动的适应证和禁忌证？什么是适应证？什么是禁忌证？"
健健回答道："适应证就是适合运动的疾病，禁忌证就是不能做运动的疾病。糖尿病患者做运动也是有讲究的呢！"

适应证

·病情控制稳定的 2 型糖尿病。

·体重超重的 2 型糖尿病。

·稳定的 1 型糖尿病。

·稳定期的妊娠糖尿病。

禁忌证

·合并各种急性感染。
·伴有心功能不全、心律失常，且活动后加重。
·严重糖尿病肾病。
·严重糖尿病足。
·严重的眼底病变。
·新近发生的血栓。
·有明显酮症或酮症酸中毒。
·血糖控制不佳，波动明显。

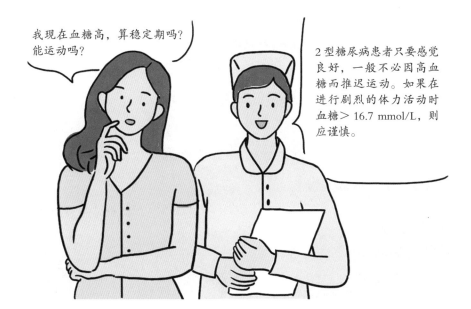

我现在血糖高，算稳定期吗？能运动吗？

2 型糖尿病患者只要感觉良好，一般不必因高血糖而推迟运动。如果在进行剧烈的体力活动时血糖＞16.7 mmol/L，则应谨慎。

　　健健接着说："运动处方的制订需遵循个体化原则。运动项目要与患者的年龄、病情、喜好及身体承受能力相适应，并定期评估，适时调整运动计划。运动前后要加强血糖监测，运动量大或激烈运动时应建议患者临时调整饮食及药物治疗方案，以免发生低血糖。运动中要注意及时补充水分。"

全全说："运动好处多是多，可平常上班都那么忙，哪有时间运动呢？"

健健回答："可以将有益的体育运动融入日常生活中，如增加日常身体活动、减少静坐时间，养成健康的生活习惯。"

日常生活中也可以随时运动

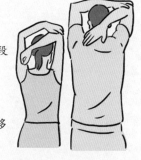

●多步行，少乘车，或提早下车，步行一段路去上班或回家。

●少乘电梯，多爬楼梯。

●减少看电视、玩手机、玩电脑的时间，多进行散步、打球等运动。

●尽量控制连续坐在椅子上的时间，以每次不超过2小时为宜。

全全接着问："偶尔运动一下还可以，天天运动多无聊啊，有时间还不如刷刷手机、看看抖音呢！"

健健："生命在于运动，运动贵在坚持，坚持才能胜利哦！"

哪些方法有助于坚持运动？

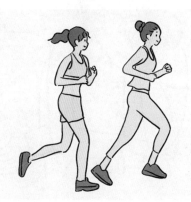

●选择自己喜爱的运动方式。

●运动时间安排在较为方便的时候。

●结伴运动。

●制订切实可行的运动计划。

全全问道："我们糖尿病患者平时运动多久才合适呢？"

健健回答道："糖尿病患者运动要适度！"

糖尿病患者运动的强度与频率

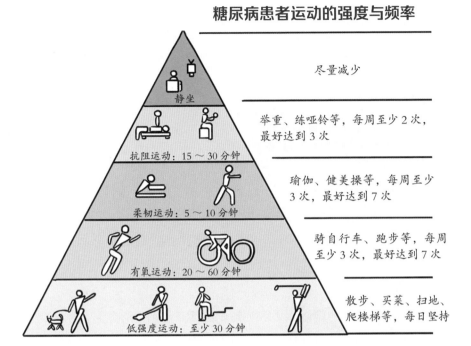

静坐　尽量减少

抗阻运动：15～30 分钟　举重、练哑铃等，每周至少 2 次，最好达到 3 次

柔韧运动：5～10 分钟　瑜伽、健美操等，每周至少 3 次，最好达到 7 次

有氧运动：20～60 分钟　骑自行车、跑步等，每周至少 3 次，最好达到 7 次

低强度运动：至少 30 分钟　散步、买菜、扫地、爬楼梯等，每日坚持

全全继续问道："那我每天早上早点起床就去运动，晚上一吃饱了就去散步，血糖肯定可以控制得很好了！"

健健："运动的时机也很重要哦！"

最好在什么时间运动？

● 运动时间可根据每个人的具体时间和工作生活习惯确定，但需注意不同患者的特殊情况。

● 一般早餐后运动效果较好。

● 晚餐后运动可消耗多余能量。

● 晨练不宜过早、不宜空腹。

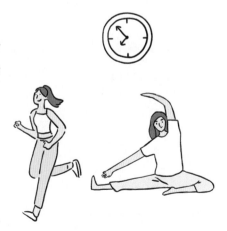

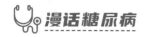

温馨小提示

对糖尿病患者来说，运动能有效降低血糖。适量的体育锻炼，对适宜运动的患者是有益的，了解自己是否适合做运动、做什么运动、每次运动多久非常重要。由于每个人的健康状况不同，必须在专业医生的指导下选择和进行运动。糖尿病患者若再误闯运动禁区，不但起不了治疗作用，而且对身体有害，若引起急性并发症，还会有生命危险。

不经常运动的糖尿病患者突然剧烈运动会对身体造成不利的影响。剧烈运动会让身体产生应激反应，为了适应这些大量突然又刺激的运动，身体会分泌很多激素，其中存在与胰岛素对抗的激素，它会使血糖升高，出现急性并发症，尤其容易出现酮症酸中毒。当患者出现酮症酸中毒等并发症后，若不注意，一些其他急性并发症可能又再出现。

刚参加实习的小护士微微靠在病房走廊的墙上，脸色苍白。

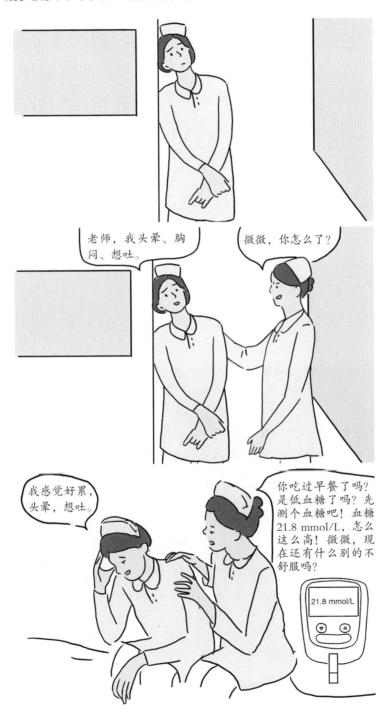

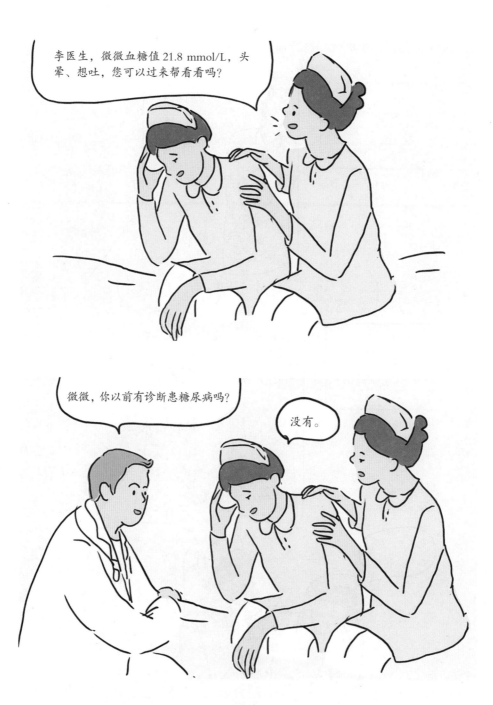

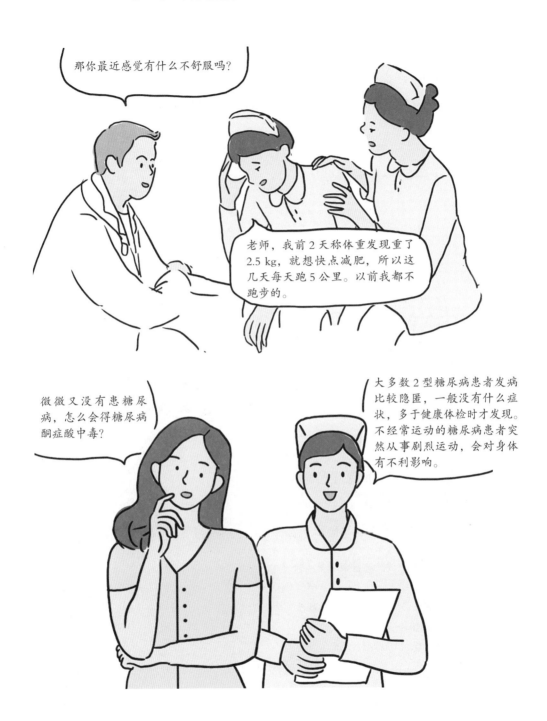

全全问道："糖尿病患者应该怎样运动比较好？需要注意什么呢？"

健健回答道："运动前要适当做热身运动，运动时强度要适中，运动后要做放松的整理运动。此外，运动强度和频率也要掌握好。

运动步骤有哪些?

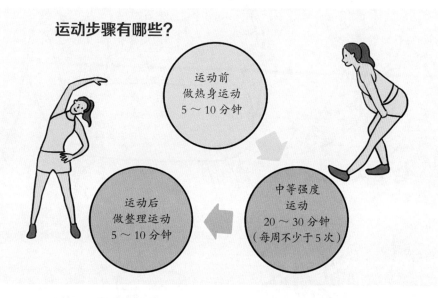

运动前
做热身运动
5～10分钟

中等强度
运动
20～30分钟
（每周不少于5次）

运动后
做整理运动
5～10分钟

运动过程中需要注意哪些事项?

● 培养规律、定时、定量的运动习惯。

● 不要在饥饿或饱食时运动。

● 避免单独运动。

● 运动时应该随身携带糖尿病救助卡、糖果、点心等，以防发生低血糖。

● 有任何不适（如心慌、冒虚汗、全身乏力、憋气、下肢疼痛等）都应立即停止运动。

● 必要时就近就医，以免发生意外。

运动强度和频率如何掌握？

●中等强度有氧运动宜每周进行 3 ～ 5 次，每次 30 分钟左右。建议在医生指导下选择合适的运动方式及时间。
●进行中等强度运动时心率应该达到最大心率的 60% ～ 70%。
●自我感觉：周身发热、微微出汗，但不是大汗淋漓；或心跳和呼吸加快，但不急促。

运动时的心率 =170 − 年龄（岁）

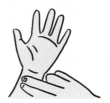

糖尿病患者运动小妙招

（1）运动前选择合适的鞋、袜，既不过紧也不可过松。

（2）运动后自行检查皮肤、足部及关节是否有损伤，如有损伤应请专业医护人员处理，不得自行处理。

（3）运动后做好记录，包括运动方式、持续时间、脉率、感觉等。

（4）运动前后要加强血糖监测，观察运动对降低血糖的作用。如白天运动量较大，当天睡觉前最好测试一次血糖。

（5）运动量较大或剧烈运动时，应临时调整饮食及药物治疗方案，最好在医生指导下进行调整，以免发生低血糖。

（6）运动后如感到不适，及时咨询医生或护士，及时调整运动计划。

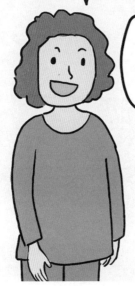

健健护士，我这个腿脚不太方便的糖尿病足患者可以运动吗？

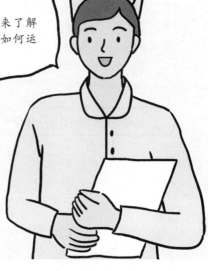

潘阿姨，我们一起来了解糖尿病并发症患者如何运动吧。

糖尿病合并冠心病患者如何运动？

●运动一般为低运动强度，如慢跑、打太极拳、步行等有氧运动。

●每次 20 ～ 45 分钟，最长不超过 1 小时，每周 3 ～ 4 次。

●运动前 2 小时不饱餐、不饮用兴奋性的饮料。

●应进行热身运动，不突然停止运动。

●出现身体不适时，应立即停止运动，必要时就医。

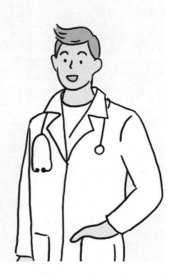

糖尿病合并肾病患者如何运动？

● 适当运动对降低糖尿病肾病患者尿微量白蛋白有积极作用。

● 从低强度、低运动量开始，逐步至中强度运动。

● 避免憋气或高强度运动，防止血压过度增高，注意监测血压、尿白蛋白、肾功能、电解质和酸碱平衡情况。

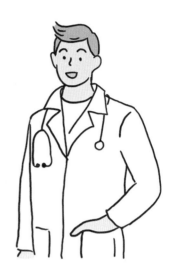

糖尿病合并视网膜病变患者如何运动？

● 运动前应进行眼科筛查。

● 增生型糖尿病视网膜病变或严重非增生型糖尿病视网膜病变患者，忌做高强度有氧运动或抗阻训练（如举重）。

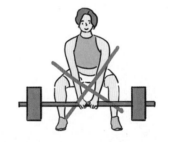

糖尿病合并高血压患者如何运动？

● 血压≥180/120 mmHg 时不能运动。

● 血压≤160/100 mmHg 时建议在专业人员的监督下进行放松训练。

● 血压≤130/80 mmHg 时运动强度可以由轻度至中等强度，宜做有氧运动，时间30分钟为宜，每周3～4次。避免做憋气动作或高强度运动，防止血压过度增高。

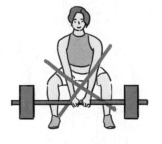

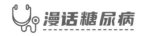

糖尿病患者做运动要因人而异

（1）对于病情发展比较严重、体力较差的糖尿病患者，特别是糖尿病老年患者，可以适量运动，限制运动强度，如快走、爬楼梯、拖地等。可在每天上午 9 点～10 点运动，每天至少 20 分钟，锻炼后以身体感觉不疲劳为宜。

（2）糖尿病体力一般的中年患者病情发展到中期、需要控制体重的，可以多参加一些有氧运动，如打乒乓球、打羽毛球、打篮球等，还有中长距离的游泳、中速跑等。每周至少锻炼 2 ～ 3 次，每次 30 分钟。运动后以轻松、舒服、不累为宜。

（3）对于年纪较轻、体力和精力旺盛但比较肥胖的糖尿病患者，最好通过加强锻炼减轻体重，可进行力量训练（每周最好不少于 2 次）、骑有氧单车、跳有氧操、中长跑等，争取每天运动不少于 1 小时，以身体不感到过度疲劳为度。

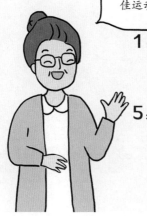

医生告诉我的糖尿病患者最佳运动"1357"原则。

1：每天至少运动 1 次。

3：每次运动 30 分钟，或每天累加运动 30 分钟。

5：每周至少运动 5 天。

7：运动后心率保持在"170-年龄（岁）"为宜。

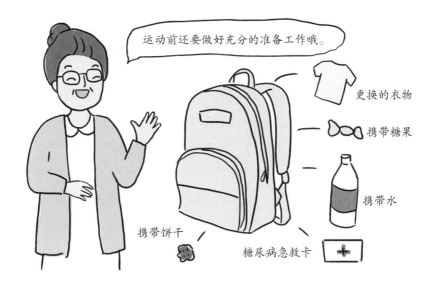

运动前还要做好充分的准备工作哦。

更换的衣物

携带糖果

携带水

携带饼干

糖尿病急救卡

运动时出现低血糖怎么办？

1. 停止运动，坐下休息。
2. 吃糖果、巧克力等。

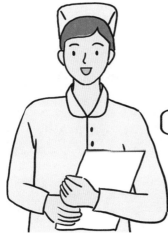

运动时出现胸闷、胸痛怎么办？

1. 停止运动，坐下休息。
2. 及时服用救心丸或硝酸甘油。

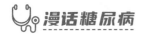

糖尿病患者运动的注意事项

（1）做有氧运动，运动量不宜过大，以"心率 =170 − 年龄（岁）"为宜（有心脏病、呼吸系统疾病和其他疾病者不适合用此公式）。运动量要量力而行，以不出现心慌、心绞痛、呼吸困难、全身不适为宜。

（2）做全身性运动，如散步、慢跑、做操、打太极拳、耍太极剑、跳舞、扭秧歌等，使全身得到锻炼。家务劳动常是以局部运动为主，不能代替全身性运动。

（3）运动前要补充一定量的水分，以满足身体运动的需要。开始运动前先做5 ～ 10分钟的准备活动或热身运动，活动一下肌肉、关节，以免运动过程中拉伤肌肉、扭伤关节和韧带。同时，可以使心率、呼吸次数逐渐增加，以适应下一步要进行的运动。

（4）预防足部损伤，穿有弹性、底稍厚、鞋帮软硬适中的运动鞋。要经常检查鞋中是否有异物，及时清理以防受到伤害。有末梢神经炎的糖尿病患者足部感觉不敏感，运动时应注意避免局部碰伤。还要注意对个别容易受伤的部位进行保护，最好戴护具（如护膝、护腕等）。

（5）不要空腹运动，防止发生低血糖。运动中出现视物模糊、意识不清、头晕、大量出汗、心跳急剧加快、面色苍白等情况，很可能是发生了低血糖。此时，应立即停止运动，马上吃一些含糖食物。如果已神志恍惚，应立即协助喝糖水，并送往医院治疗。

（6）在运动前最好进行一次血糖自我监测，进一步了解体内代谢情况。血糖过高不宜进行运动，否则会引起代谢紊乱。

（7）运动时携带血糖仪、血糖试纸、含糖类食物（如饼干、糖果、巧克力或含糖饮料等)、糖尿病急救卡等,以便及时测血糖,及时自救或寻求他人帮助。在运动量相对较大时,一定要及时补充糖分和水分。

(8)为了安全起见,糖尿病患者最好结伴运动,特别是参加较高强度运动时,应告诉同伴自己是糖尿病患者,血糖不正常时会出现哪些表现,以便出现意外情况时,能够得到及时处理和救治。

(9)糖尿病患者抵抗力较差,易发生感染性并发症,故运动出汗后,应注意保持皮肤清洁干燥。

(10)糖尿病患者运动后应密切观察个体反应。如果每次运动后感到食欲和睡眠良好,精力充沛,清晨脉搏平稳且有逐渐减慢的趋势,说明运动适宜;反之,如果运动后食欲、睡眠不佳,应停止运动,并到医院检查。

(11)运动必须与饮食治疗、药物治疗相结合,合理协调三者之间的关系,可获得更佳的疗效。

糖尿病足患者如何正确运动?

(1)选择柔软、大小合适的运动鞋,运动前注意检查鞋内有无异物和破损;运动后仔细检查足部有无红肿或受压痕迹,有则说明鞋不合适;一旦发现足部有皮肤破损,应及时到医院就诊。

(2)有足畸形或足肿胀时尤其要注意,绝不能赤足或穿凉鞋运动,应以散步为宜,不要选择剧烈的运动。

(3)足部若有急性溃疡、坏疽或合并感染,应卧床,不要行走。

(4)如果有慢性溃疡但没有感染,使用特殊的鞋或鞋垫,保证溃疡处在不受压迫的情况下,可适当运动。

(5)严重的足畸形或足溃疡患者应限制运动。

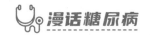

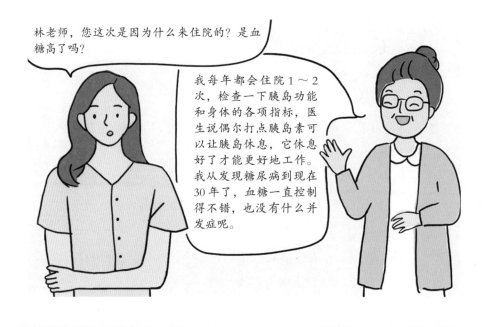

糖尿病患者定期检查有什么意义呢?

糖尿病患者需要每年去医院检查身体。及时检查能够及时了解血糖、血压、血脂的控制情况和身体各器官的健康状况,随时调整治疗方案;连续、动态地观察患者的心理变化,及时纠正不正确的行为,增加治疗的依从性;降低神经、肾脏、眼底等部位的并发症以及心血管事件的发生率。因为糖尿病长期存在容易引起并发症,每年的例行体检能够做到早发现、早诊断、早治疗。与未定期复诊的患者相比,定期复诊的患者一年后的血糖、血脂和血压都控制在比较理想的水平,可使糖尿病的代谢紊乱得到良好的控制,有利于延缓糖尿病所导致的微血管和大血管并发症的发生发展。糖尿病患者在积极治疗和定期查体的同时,还需要科学的饮食搭配,不要暴饮暴食,注意清淡、低脂饮食,管住嘴、迈开腿,使体重控制在合理范围内。

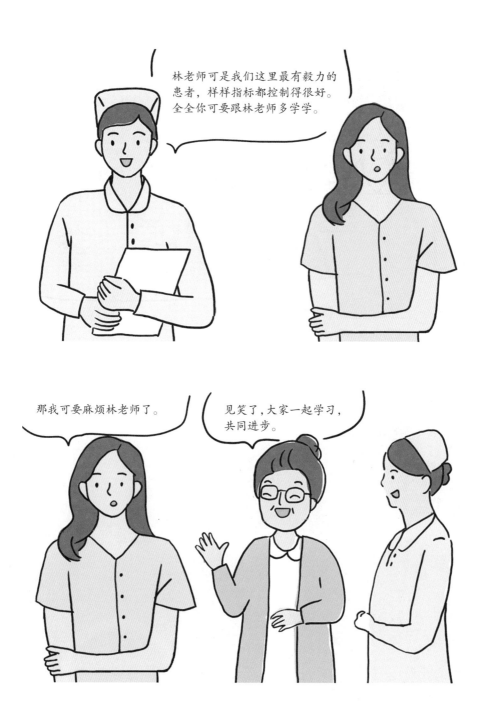

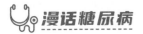

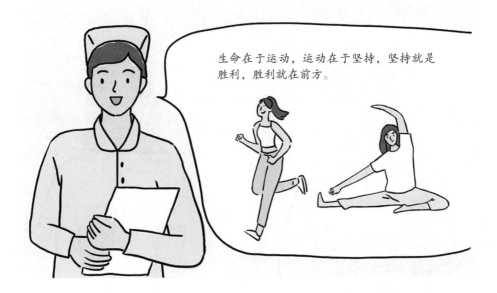

生命在于运动，运动在于坚持，坚持就是胜利，胜利就在前方。

第 6 章

重获新生，从心开始
——糖尿病之监测篇
（住院第 5 天）

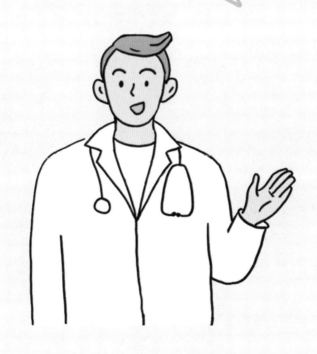

上午 8 点 20 分，李医生手拿病历穿过病房过道。

"彭阿姨，早啊！"

"李医生，早上好！"

"肖叔，吃过早餐了吗？"

"吃过了哦，你吃了没有？"

"赵阿姨，昨晚睡得好吗？"

"早上好，李医生！"

美好而又忙碌的一天又拉开了序幕……

健健见李医生手拿病历走进病房，她看了看手表。

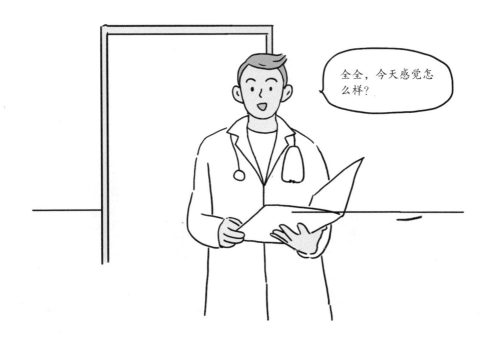

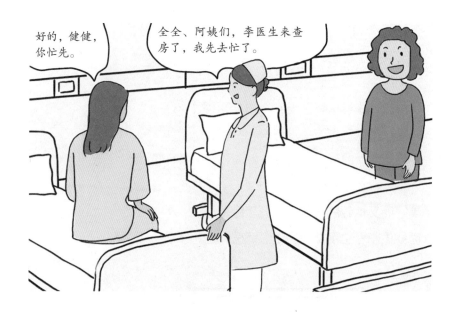

李医生从病历里面拿出一张血糖监测记录单递给全全。

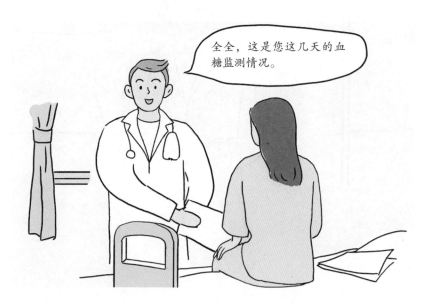

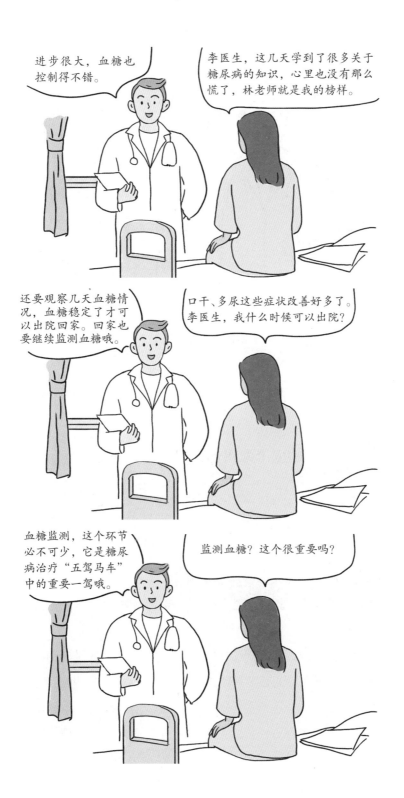

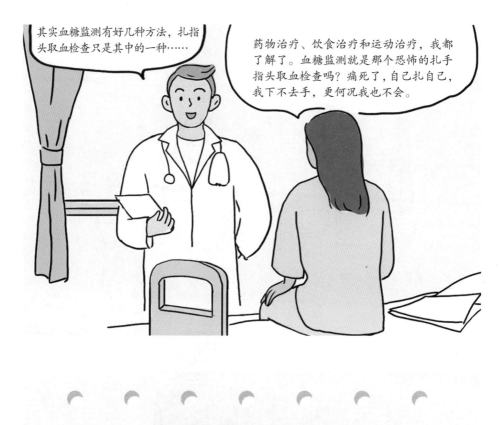

其实血糖监测有好几种方法，扎指头取血检查只是其中的一种……

药物治疗、饮食治疗和运动治疗，我都了解了。血糖监测就是那个恐怖的扎手指头取血检查吗？痛死了，自己扎自己，我下不去手，更何况我也不会。

临床上常用的血糖监测方法

（1）毛细血管血糖监测（使用血糖仪）。包括患者自我血糖监测及在医院内床旁快速血糖监测，可使患者尽早得到相应处理，是血糖监测的基本方式。但床旁快速血糖监测，只能用于对糖尿病患者的血糖监测，不能用于糖尿病诊断。并非所有血糖仪都能满足院内血糖监测的需求，国家卫生健康委员会对医院内快速血糖监测有严格的规定。

（2）连续监测 3 天血糖的动态血糖监测。是指通过葡萄糖感应器监测皮下组织间液的葡萄糖浓度而间接反映血糖水平的监测技术，可提供连续、全面、可靠的全天血糖信息，了解血糖波动的趋势，发现不易被传统监测方法所探测的隐匿性高血糖和低血糖。因此，动态血糖监测可成为传统血糖监测方法的一种有效补充。

（3）反映 2 ～ 3 周平均血糖水平的糖化白蛋白（GA）和 2 ～ 3 个月平均血糖水平的 HbA1c 的检测等。HbA1c 是反映长期血糖控制水平的金标准。

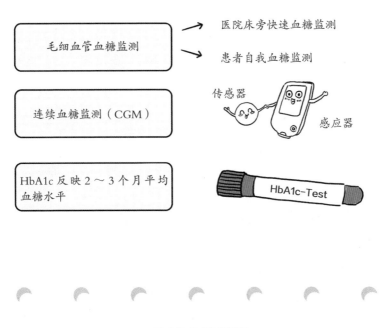

连续血糖监测

连续血糖监测作为一种新型的血糖监测技术，主要优势在于能发现不易被传统监测方法所探测到的隐匿性高血糖和低血糖，尤其是餐后高血糖和夜间无症状性低血糖。具体优势如下：

（1）可发现与下列因素有关的血糖变化，如食物种类、运动类型、药物品种、精神因素、生活方式等。

（2）可了解传统血糖监测方法难以发现的餐后高血糖、夜间低血糖、黎明现象等。

（3）帮助制订个体化的治疗方案。

（4）提高治疗依从性（安装一次，连续使用多天）。

（5）提供一种用于糖尿病教育的可视化手段。

连续血糖监测适用于以下人群：

（1）1型糖尿病患者。

（2）需要胰岛素强化治疗的2型糖尿病患者。

（3）在自我血糖监测指导下使用降糖药物治疗的2型糖尿病患者仍出现下列情况之一：①无法解释的严重低血糖或反复低血糖、无症状性低血糖、夜间低血糖；②无法解释的高血糖，特别是空腹高血糖；③血糖波动大；④出于对低血糖的恐惧，刻意保持高血糖状态的患者。

（4）妊娠糖尿病或糖尿病合并妊娠患者。

（5）患者教育（血糖测试和记录）：在实际的患者自我监测过程中，使用者的操作技术也是影响血糖测量结果精准性的关键因素。

由于连续血糖检测技术测定的是皮下组织间液的葡萄糖浓度，而非静脉血或毛细血管血糖值。因此，在监测结束后进行连续血糖监测数据分析之前，很重要的一步是对监测结果进行准确度评判，只有监测数据被确认有效，才能用来指导治疗方案。

解读连续血糖监测图谱及数据应在专业人士指导下进行。

（1）在解读结果时应着重分析血糖的波动规律和趋势，并尽量查找造成血糖异常波动的可能原因。

（2）每次的监测数据仅反映既往短时间（如72小时）血糖控制情况，不能将此时间窗扩大化。

（3）推荐采用"三步法"标准分析模式解读动态血糖图谱及数据：第一步看夜间血糖，第二步看餐前血糖，第三步看餐后血糖。

每个步骤均应先观察低血糖，后看高血糖，并找到具体的原因以指导调整治疗方案。

患者自我血糖监测

随着科技的进步，血糖监测技术也有了飞速的发展，血糖监测越来越准确、全面、方便，大大减轻患者痛苦。

患者自我血糖监测作为糖尿病自我管理的一部分，可帮助糖尿病患者更好地了解疾病状态，积极参与糖尿病管理，更好地按需调整行为及药物干预，从而提高治疗的依从性。患者自我血糖监测是糖尿病综合管理和教育的重要组成部分，糖尿病患者均需进行自我血糖监测管理。

患者自我血糖监测是通过快速、简便、准确的即时检验（POCT）方法来完成的，使患者尽早得到相应处理，不能用于诊断。自我监测的频率应根据患者实际病情需要来决定。

温馨小提示

每位患者的治疗方案可能不尽相同，存在个体差异，需在专业医护人员的指导下进行自我血糖监测，为医生调整胰岛素治疗方案提供依据。

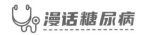

对自我血糖监测（SMBG）频率的建议

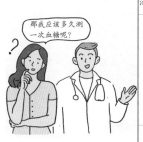

那我应该多久测一次血糖呢？

治疗方案	发布机构和年份	HbAlc 未达标（或治疗开始时）	HbAlc 已达标
胰岛素治疗	IDF（2012）	大多数 1 型糖尿病患者和妊娠期妇女：≥3 次 / 天	2～4 次 / 天
	CDS（2013）	≥5 次 / 天	
	ADA（2015）	多次注射或胰岛素泵治疗的患者，应进行 SMBG 的时间点：吃正餐和点心前、偶尔餐后、睡前、运动前、怀疑低血糖时、治疗低血糖至血糖恢复正常后、执行关键任务前（如驾驶）1～2 次注射；SMBG 结果有助于指导治疗决策和（或）自我管理	
非胰岛素治疗	CDS（2013）	每周 3 天，5～7 次 / 天	每周 3 天，2 次 / 天
	ADA（2015）	SMBG 结果有助于指导治疗决策和（或）自我管理	

注：IDF 指国际糖尿病联盟，CDS 指中华医学会糖尿病学分会，ADA 指美国糖尿病学会。

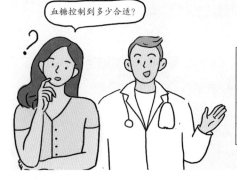

血糖控制到多少合适？

糖尿病患者的血糖管理目标分层

血糖管理目标	空腹或餐前血糖（mmol/L）	餐后 2 小时或随机血糖（mmol/L）
严格	4.4～6.1	6.1～7.8
一般	6.1～7.8	7.8～10.0
宽松	7.8～10.0	7.8～13.9

各时间点血糖监测的适用范围

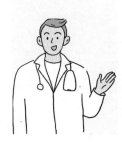

时间	适用范围
餐前血糖	空腹血糖较高，或有低血糖风险时（老年人、血糖控制较好者）
餐后 2 小时血糖	空腹血糖已获良好的控制，但 HbAlc 仍不能达标者；要了解饮食和运动对血糖影响者
睡前血糖	注射胰岛素患者，特别是晚餐前注射胰岛素患者
夜间血糖	经治疗血糖已接近达标，但空腹血糖仍高者；疑有夜间低血糖者
其他	出现低血糖症状时应及时监测血糖。剧烈运动前后宜监测血糖

多次胰岛素注射治疗患者的血糖监测方案举例

血糖监测情况	空腹	早餐后	午餐前	午餐后	晚餐前	晚餐后	睡前
未达标	×	×	√	×	√	×	×
已达标	×				×	×	×

注：打"×"表示需测血糖，打"√"表示可以不测血糖。

基础胰岛素治疗患者的血糖监测方案

血糖监测情况		空腹	早餐后	午餐前	午餐后	晚餐前	晚餐后	睡前
未达标	每周 3 天	×						
	修复前 1 天	×	×		×		×	×
已达标	每周 3 天	×	×				×	
	修复前 1 天	×			×		×	×

注：打"×"表示需测血糖。

每日 2 次预混胰岛素注射患者的血糖监测方案

血糖监测情况		空腹	早餐后	午餐前	午餐后	晚餐前	晚餐后	睡前
未达标	每周 3 天	×						
	修复前 1 天	×	×		×		×	×
已达标	每周 3 天	×					×	
	修复前 1 天	×	×		×		×	×

注：打"×"表示需测血糖。

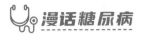
非胰岛素治疗患者的交替自我血糖监测方案

具体时间	空腹	早餐后	午餐前	午餐后	晚餐前	晚餐后	睡前
周一	×	×					
周二			×	×			
周三					×	×	
周四							
周五			×	×			
周六							
周日	×	×			×	×	

注：打"×"表示需测血糖。

非胰岛素治疗患者的餐时配对血糖监测方案

具体时间	空腹	早餐后	午餐前	午餐后	晚餐前	晚餐后	睡前
周一	×	×					
周二							
周三			×	×			
周四							
周五							
周六					×	×	
周日							

注：打"×"表示需测血糖。

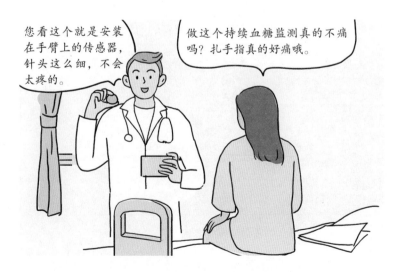

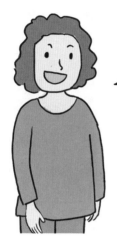

这个东西，我弟弟用过，真的很方便，就是费用比普通扎手指贵了点。

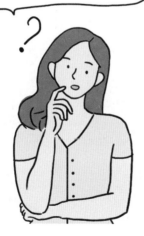

要扎手指测血糖，每次都痛死人了，有什么好办法吗？

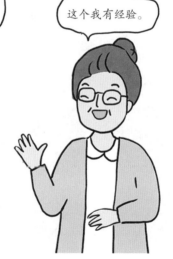

这个我有经验。

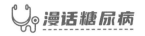

扎手指监测血糖的步骤

（1）测试前准备血糖仪、75% 医用酒精、利器盒、医用棉签等。

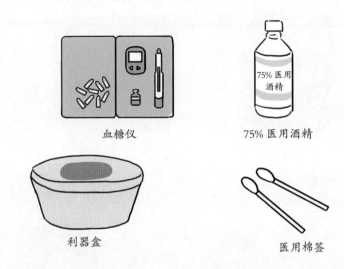

血糖仪　　　　　　　　75% 医用酒精

利器盒

医用棉签

（2）用酒精消毒需扎刺的指头，等酒精完全干。

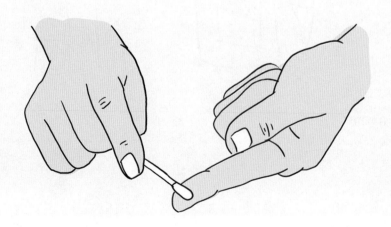

（3）选择合适的部位，如指腹两侧神经末梢较少，对疼痛的感知较不敏感的部位。经常轮换采血部位，避免"伤上加伤"，加重疼痛。

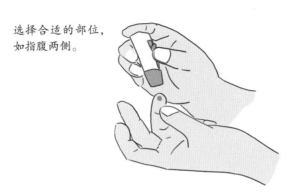

选择合适的部位，
如指腹两侧。

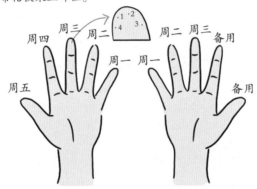

经常轮换采血部位。

（4）选择合适的刺穿角度和深度。

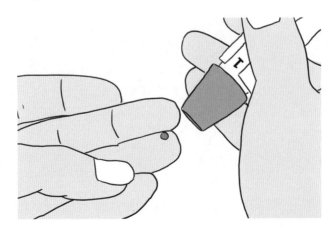

采血量并非多多益善，只要满足检验所需即可。

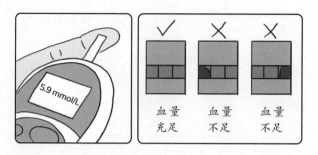

根据皮肤厚度选择进针角度。选择稍浅的深度，以采集到最低需血量为宜，进针角度常规在 60° ～ 80°。

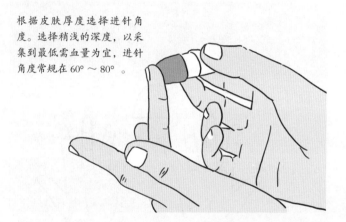

（5）采血时用拇指压紧要采血的手指指腹，将采血笔前端压紧皮肤，避免晃动，然后击发针头，这样可以减少对皮肤的伤害，减轻疼痛。

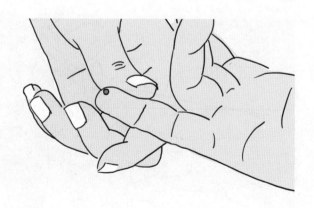

在日常生活中要保护好手部，避免受伤；冬天防冻，夏天防晒，保持手部的健康状态，有助于缓解疼痛。

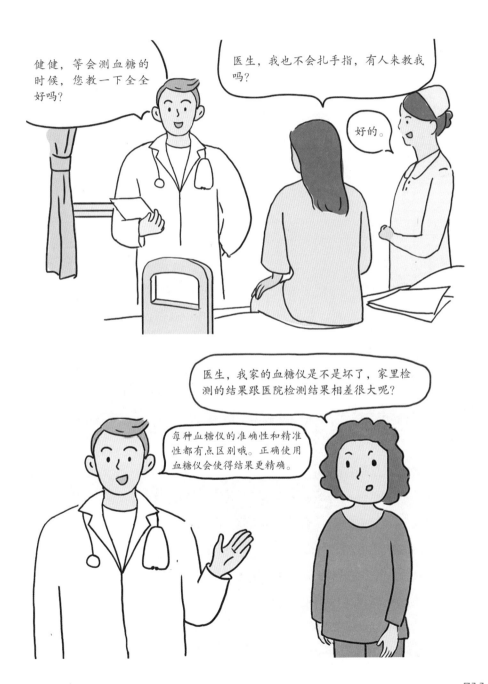

正确使用血糖仪

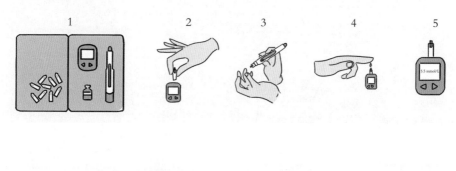

血糖仪的准确性和精确性

准确性是指血糖仪的测量结果与实验室血糖检测结果之间的一致程度。

精确性是指同一样本多次重复测量后的一致程度。

准确性要求。对于患者同一部位的血样，血糖仪测试的全血结果和生化仪测试的血浆结果之间的偏差应控制在以下范围：至少95%的测试结果满足，当血糖 < 5.6 mmol/L 时，偏差应在 ±0.83 mmol/L 范围内；当血糖 ≥ 5.6 mmol/L 时，偏差应在 ±15% 范围内。

精确性要求：当血糖 < 5.6 mmol/L 时，偏差 < 0.42 mmol/L；当血糖 ≥ 5.6 mmol/L，偏差应在 ±7.5% 范围内。

通常，血糖仪采用指尖血，而医院检查采用的是静脉血，采用抽血校准的血糖仪检测空腹血糖的数值与实验室数值较接近，餐后或服糖后毛细血管血糖会略高于静脉血糖；若用指尖血校准的血糖仪检测的空腹血糖数值较实验室数值低12%左右，则餐后或服糖后毛细血管血糖与静脉血浆血糖较接近。

操作不当、血量不足、局部挤压、更换试纸批号、校正码未换或试纸保存不当等都会影响血糖监测的准确性。

　　血糖仪的准确度和精确性还受温度、湿度、海拔及试纸状态的影响。

　　新买的血糖仪、启用新的试纸条或血糖仪更换电池后使用均需要用随机所带的模拟液或质控液进行仪器校正，当毛细血管血糖结果与 HbA1c 或临床情况不符时，或怀疑血糖仪检测数据不准确时，应随时进行仪器校准。

　　如果测试结果可疑，则建议重新测试一次；若仍有疑问，则应咨询医护人员或联系血糖仪厂家。

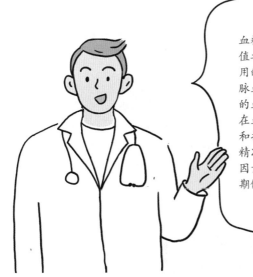

血糖仪测得的血糖值和医院测得的血糖值之间有一定的差异。这是因为血糖仪用的是毛细血管血，医院检查用的是静脉血。从理论上来说，毛细血管血测得的血糖值一般应高于静脉血的数值。现在血糖仪精准度高，可重复性强，使用和携带都很方便。选择血糖仪时也要把精准度、测试时间、价格、售后服务等因素考虑在内。医院用的血糖仪都是定期做校正的。

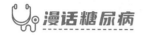

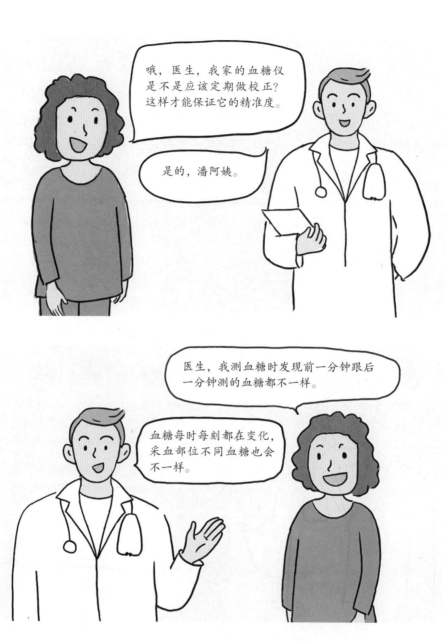

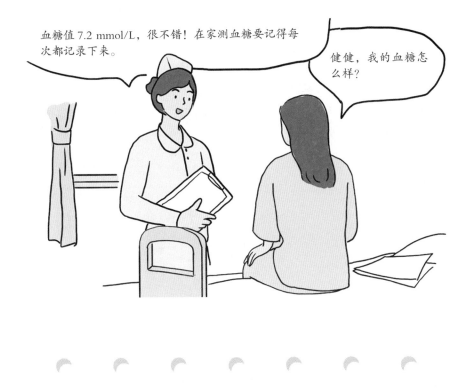

血糖值 7.2 mmol/L，很不错！在家测血糖要记得每次都记录下来。

健健，我的血糖怎么样？

正确使用血糖试纸

血糖试纸应干燥、避光和密封保存，温度应在 2 ℃以上、30 ℃以下。切勿将血糖试纸放入冰箱或在阳光下直射。

使用时不要触摸试纸条的测试区和滴血区。使用前查看血糖试纸保质期。试纸开封后应该及时使用，如果时间长了，试纸潮湿也会影响血糖监测的结果哦！在第一次开盖时应计算试纸开启后的 3 个月的时间，并将此时间写在试纸瓶标签上，超过该时间后，将试纸和筒丢弃。

血糖试纸筒内的干燥剂能使试纸保持干燥，每次取出试纸后都应该立即盖紧盖子，以免试纸受潮或干燥剂失效。血糖试纸请勿在空气中暴露过久。只能将血糖试纸保存在原装试纸筒内，切勿将试纸放在其他容器内（包括旧筒），不能将已用过的试纸放回原装试纸筒内。旧试纸筒应丢弃，切勿用旧试纸筒装其他东西，以免混淆。

注意，要将试纸筒放在儿童够不着的地方，因为试纸筒盖可能会导致窒息。另外，试纸筒盖中含干燥剂，如果吸入或吞下会造成伤害。

血糖测试结果本身对疾病的改善作用不大，只有规范化的血糖测试和记录、血糖结果的解读及通过糖尿病教育使糖尿病患者认识到血糖监测的重要性，经过医患双方共同讨论血糖测试的结果并采取积极措施改变个体行为和调整治疗方案，才能使血糖监测成为有效的糖尿病自我管理工具。

血糖日志应包含血糖、饮食、运动等多方面信息。有条件的可进行计算机化的数据管理，利用 USB 数据线或无线传输技术将血糖仪与电脑连接，借助血糖管理软件下载血糖数据后，可清楚知道血糖记录情况、血糖趋势图、14 天监测图谱等，能更好地用以评价血糖控制趋势及药物、饮食和运动对血糖控制的影响，指导优化治疗方案。

专科医生应认真审查血糖记录，并参考血糖监测结果调整治疗方案。

做好自我血糖监测，完善血糖日志，复诊时记得拿给医生看。
这样医生也能对您的血糖情况一目了然，才能更好地给您治疗。

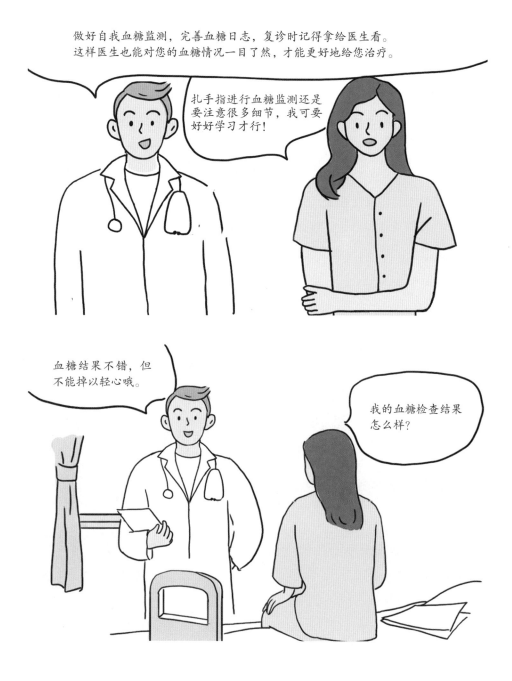

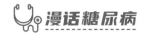

毛细血管血检测血糖的局限性

由于血糖仪检测技术和采血部位的限制，采用毛细血管血检测血糖存在某些局限性：①采血部位局部循环差，如在休克、重度低血压、糖尿病酮症酸中毒、糖尿病高渗性昏迷、重度脱水及水肿等情况下，不建议使用毛细血管血进行血糖检测；②针刺采血可能引起患者不适；③操作不规范可能影响血糖检测结果的准确性；④监测频率不足时，对平均血糖、血糖波动或低血糖发生率的判断欠准确，应谨慎；⑤过于频繁的监测可能导致一些患者产生焦虑情绪。

糖化血红蛋白知多少

HbA1c 是反映既往 2 ～ 3 个月平均血糖水平的指标，是评估长期血糖控制状况的金标准，是评判是否需要调整治疗方案的重要依据。有研究证明，以 HbA1c 为目标的强化血糖控制，可降低糖尿病微血管及大血管并发症的发生风险。

1. HbA1c 检测的优势

（1）患者无须空腹，可以任意时间采血，不受进餐影响。

（2）较静脉血糖更能反映长期的血糖情况，且不受短期饮食、运动等生活方式变化的影响。

（3）HbA1c 实验室检测方法正在开始标准化。

（4）一些非血糖因素引起的误差少见，如血红蛋白病。

2. HbA1c 的局限性

不能精确反映患者低血糖的风险，也不能反映血糖波动的特征。

　　HbA1c 的正常参考值为 4% ～ 6%，在治疗之初建议每 3 个月检测 1 次，直到达到治疗目标可每 6 个月检测 1 次。对于患有贫血和血红蛋白异常疾病的患者，HbA1c 的检测结果是不可靠的。

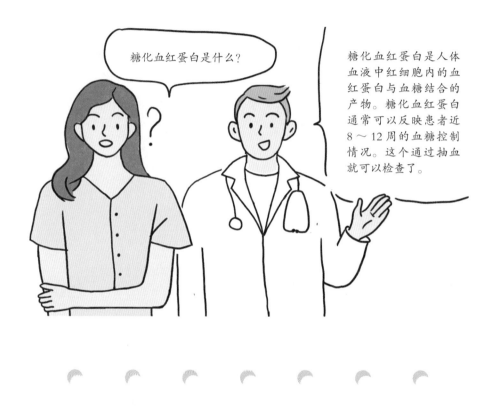

糖化血红蛋白是什么？

糖化血红蛋白是人体血液中红细胞内的血红蛋白与血糖结合的产物。糖化血红蛋白通常可以反映患者近 8 ～ 12 周的血糖控制情况。这个通过抽血就可以检查了。

温馨小提示

　　糖尿病患者应该根据自身情况，在医生的指导下采用合适的血糖监测方法，做好血糖监测并记录，为医生调整治疗方案提供参考。

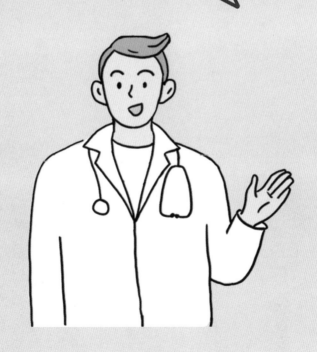

第7章

珍爱生命，重在预防

——糖尿病之预防篇

（住院第6天）

欢欢："喂，康康啊，全全怎么样了？好几天不见了，我们一起去看看她吧！"

康康："好啊，我在医院等你，来的时候注意安全，到了给我电话。"

上午 11 点 30 分，康康和欢欢来到内分泌科病房 18 床："健健，你也在啊。"

这时，民民手提一大袋沉甸甸的水果走进病房。

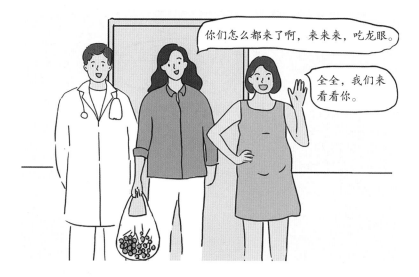

健健看了看水果袋，乐呵呵道："民民姐，这袋龙眼可得有 2.5 kg 吧！"

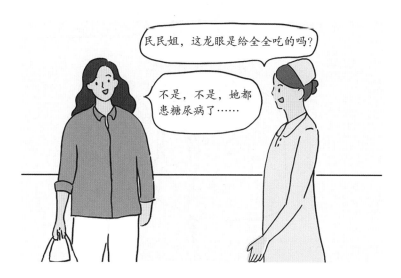

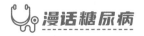

民民呵呵笑道："今天的龙眼又新鲜又便宜，想着买点给大家吃。"民民边说边打开袋子给大家看。

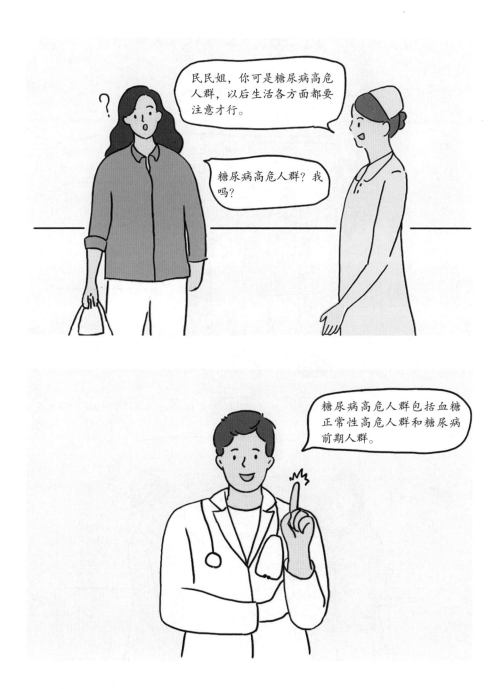

糖尿病高危人群

成年人具有下列任何一项或以上的糖尿病高危因素，可定义为糖尿病高危人群。

（1）年龄 ≥ 40 岁。

（2）既往有糖尿病前期病史。

（3）超重、肥胖（BMI ≥ 24 kg/m²），男性腰围 > 90 cm，女性腰围 > 85 cm。

（4）静坐的生活方式。

（5）一级亲属中有 2 型糖尿病家族史。

（6）有巨大儿（出生体重 > 4 kg）分娩史、妊娠期显性糖尿病史或妊娠糖尿病史的妇女。

（7）高血压 [收缩压 > 140 mmHg 和（或）舒张压 > 90 mmHg] 或正在接受降压治疗。

（8）血脂异常（高密度脂蛋白胆固醇 > 0.91 mmol/L 及甘油三酯 > 2.22 mmol/L，或正在接受调脂治疗）。

（9）动脉粥样硬化性心脑血管疾病患者。

（10）有一过性类固醇性糖尿病史者。

（11）多囊卵巢综合征患者。

（12）严重精神病和（或）长期接受抗抑郁药物治疗的患者。

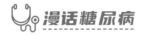

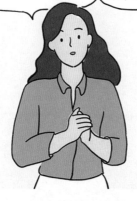

什么是糖尿病家族史？

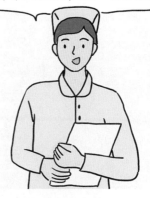

糖尿病家族史就是指爷爷、奶奶、姥姥、姥爷、父亲、母亲、兄弟姐妹有糖尿病史。像您这种情况，就算有家族病史，也不一定会发病。

2型糖尿病父母遗传子女的风险率

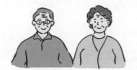

父母其中一方有2型糖尿病

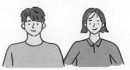

子女发病风险率40%

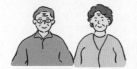

父母两人都有2型糖尿病

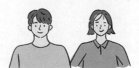

子女发病风险率70%

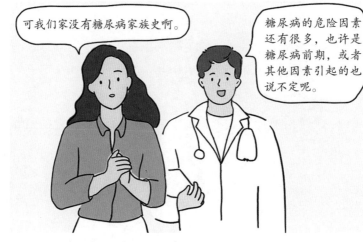

可我们家没有糖尿病家族史啊。

糖尿病的危险因素还有很多，也许是糖尿病前期，或者其他因素引起的也说不定呢。

　　民民低着头，一边数着手指一边喃喃道："我今年 41 岁，全全现在患了糖尿病，我的工作……"

　　"我的天哪，这个高危人群因素我可是占了好几样呢！"

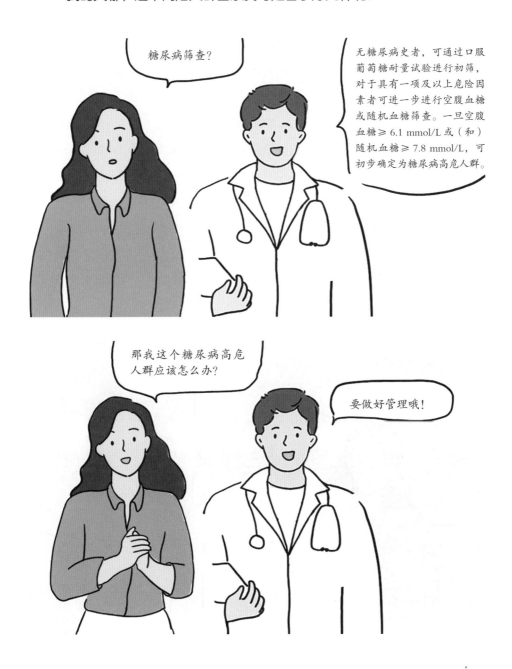

糖尿病筛查？

无糖尿病史者，可通过口服葡萄糖耐量试验进行初筛，对于具有一项及以上危险因素者可进一步进行空腹血糖或随机血糖筛查。一旦空腹血糖 ≥ 6.1 mmol/L 或（和）随机血糖 ≥ 7.8 mmol/L，可初步确定为糖尿病高危人群。

那我这个糖尿病高危人群应该怎么办？

要做好管理哦！

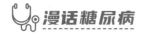
血糖正常性糖尿病高危人群的管理

（1）建议高危人群和（或）家属（照护者）应学习糖尿病相关知识，接受系统性的糖尿病自我管理教育，如学习糖尿病前期及糖尿病、医学营养治疗和运动治疗的基本知识等。

（2）生活方式干预：养成健康的生活方式，这是糖尿病预防的基础。可通过医学营养治疗和运动治疗等强化生活方式干预，降低发生糖尿病的风险。肥胖或超重者控制至正常体重指数（BMI ＜ 24 kg/m²），或体重至少减少 5% ～ 10%；每日饮食总热量至少减少 400 ～ 500 kcal；体力活动增加到 250 ～ 300 分 / 周。做好血压和血脂等管理。

（3）监测血糖变化情况，建议每年至少 1 次到医院行空腹血糖和（或）口服葡萄糖耐量试验检查。

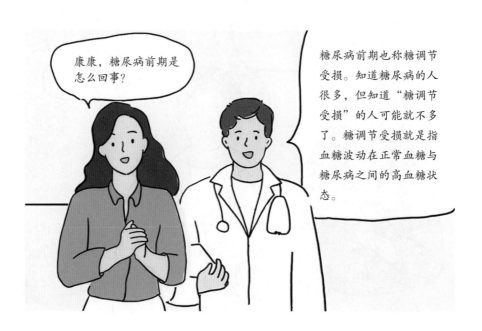

康康，糖尿病前期是怎么回事？

糖尿病前期也称糖调节受损。知道糖尿病的人很多，但知道"糖调节受损"的人可能就不多了。糖调节受损就是指血糖波动在正常血糖与糖尿病之间的高血糖状态。

糖尿病前期

糖尿病前期指空腹血浆葡萄糖和（或）口服葡萄糖耐量指数升高但未达到糖尿病的诊断标准，即存在空腹血糖受损，或糖耐量低减，或两者兼具。

糖尿病前期是所有糖尿病患者发病的必经之路。糖调节受损患者就是潜在的糖尿病患者，如果不加以干预，每年至少有 10% 的糖调节受损患者，发展为 2 型糖尿病患者。

糖尿病前期是处于正常血糖与糖尿病之间的亚健康状态，一般无临床表现。此阶段是血糖调节的可逆阶段，若不采取合理的干预措施，很有可能发展为 2 型糖尿病，继而引起多系统的并发症。然而，目前尚无理想的防治措施。

有调查结果显示，在中国成年人中，糖尿病前期患病率高达35.7%，且呈不断上升趋势。糖尿病前期可以被认为是一种标志或分水岭，如患病则标志着未来发生心脑血管疾病（CCVD）、糖尿病、微血管病、肿瘤和痴呆等的风险增高。现有的研究已证明，有效干预糖尿病前期可明显减少其转化为糖尿病的可能性。及时发现血糖正常的糖尿病高危人群和糖尿病前期人群并进行有效管理，是预防糖尿病发生的关键。

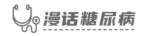
怎么这么恐怖，那怎样才能知道我是不是处于糖尿病前期呢？

《中国 2 型糖尿病防治指南（2020 年版）》指出，对于糖尿病高危人群，宜尽早开始进行糖尿病筛查。

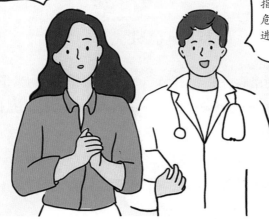

2 型糖尿病筛查

（1）首次筛查结果正常者，宜每 3 年至少重复筛查 1 次。

（2）对于具有至少 1 项危险因素的高危人群，应进一步进行空腹血糖或随机血糖筛查。空腹血糖筛查是简单易行的方法，宜作为常规的筛查方法，但有漏诊的可能性。如果空腹血糖 ≥ 6.1 mmol/L 或随机血糖 ≥ 7.8 mmol/L，建议行口服葡萄糖耐量试验，同时检测空腹血糖和糖负荷后 2 小时血糖。

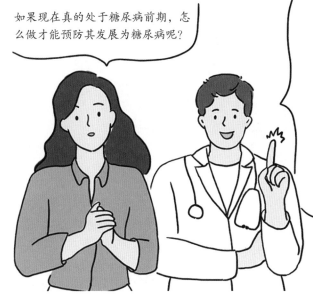

如果现在真的处于糖尿病前期，怎么做才能预防其发展为糖尿病呢？

建议糖尿病前期患者通过饮食控制和运动降低糖尿病的发生风险，并定期随访；医护和家属应给予社会心理支持，以确保患者能够长期坚持健康的生活方式；定期检查血糖；密切关注其他心血管危险因素（如吸烟、高血压、血脂异常等），并给予适当的干预措施。

糖尿病前期人群的干预措施和目标

1. 糖尿病前期人群的干预措施

（1）使超重或肥胖个体的体重指数达到或接近 24 kg/m²，或体重至少下降 7%。

（2）每日饮食总热量至少减少 400 ～ 500 kcal，超重或肥胖者应减少 500 ～ 750 kcal。

（3）每天食用盐的摄入总量不超过 5 g，高血压患者每天不超过 2 g。

（4）中等强度体力活动至少保持在每周 150 分钟。

（5）经过强化生活方式干预 6 个月效果不佳者，可考虑药物干预。如强化生活方式干预进行 6 个月以上血糖仍控制不佳（餐后血

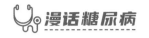

糖＞ 7.8 mmol/L），或高血糖进展的患者，有高的健康需求及医疗条件允许可考虑使用药物，具体方案需在医生指导下进行。

（6）自我血糖监测：生活方式干预后，建议每年至少到医院行空腹血糖和（或）口服葡萄糖耐量试验检查 1 次。若已进行药物干预，每次随访时均应检测空腹血糖。

2. 糖尿病前期人群的控制目标

（1）血糖控制目标：强调个体化，根据患者的年龄与预期寿命、是否存在微血管和大血管疾病、是否存在心脑血管疾病危险因素、是否存在可导致严重低血糖的疾病及危险因素以及社会因素（如医疗条件、经济条件和健康需求等）制订血糖控制目标。

理想水平：空腹血糖＜ 6.1 mmol/L，口服葡萄糖耐量试验 2 小时血糖＜ 7.8 mmol/L，餐后 2 小时血糖＜ 7.8 mmol/L。糖尿病前期人群理想的控制目标是将血糖水平逆转至糖耐量正常水平。如无法逆转至正常水平，至少应尽力维持在糖尿病前期水平，力争阻止或延缓其发展为糖尿病。

（2）体重控制目标：肥胖或超重的糖尿病前期人群体重应减少5%～ 10%，并使体重指数长期维持在健康水平。

注重高危人群的筛查，通过筛查尽量做到糖尿病前期的早发现、早诊断和早干预，这对于预防或延缓糖尿病及心脑血管疾病的发生至关重要。生活方式干预安全、有效，是基础和首选的控制方式。

研究结果显示，糖耐量受损人群接受适当的生活方式干预，可延迟或预防 2 型糖尿病的发生。推荐增加蔬菜摄入量，减少酒精和单糖的摄入量，控制体重，增加日常活动，如每天进行至少 20 分钟中等强度活动等。相关研究表明，对干预生活方式 6 年、30 年的高危人群随访发现，累计发生 2 型糖尿病的风险下降 39%，2 型糖尿病发病时间推迟 3.96 年。

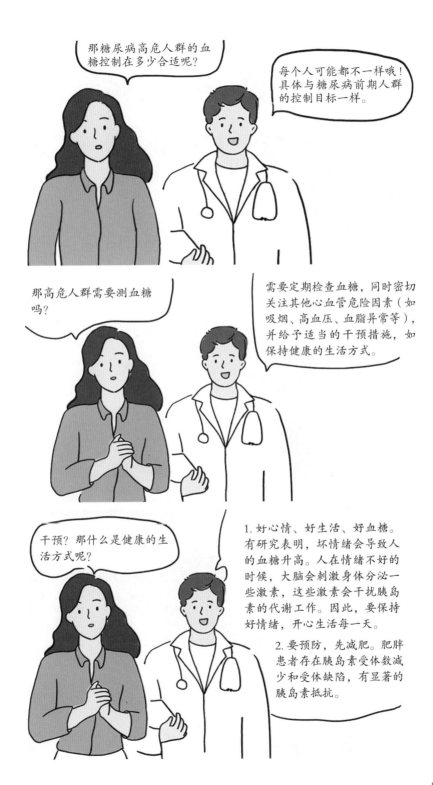

肥胖者发生 2 型糖尿病的风险是正常人群的 2～4 倍。男性腰围达 90 cm 及女性腰围达 85 cm 为腹型肥胖，表明脂肪在腹部过度堆积。

肥胖是可以通过健康的生活方式预防并逆转的，肥胖改善后胰岛素的敏感性明显增加。

一般谷薯类提供的碳水化合物，占全天能量供给的 50%～60%；肉蛋乳类提供的蛋白质，占全天能量供给的 15%～20%；油脂类提供的脂肪，能量一般不超过全天供给的 30%；蔬果类供给能量较少。

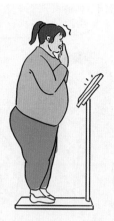

运动可以增加能量消耗。比如，一个体重 65 kg 的人慢走 1小时消耗的能量是 25 kcal，快走 1 小时消耗的能量是 555 kcal，而开车 1 小时消耗的能量仅为 82 kcal。

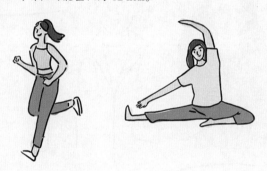

需要定期监测空腹及餐后 2 小时血糖，保持空腹血糖＜ 6.1 mmol/L、餐后 2 小时血糖＜ 7.8 mmol/L，如有异常应就医并进行糖尿病相关检查以明确诊断。

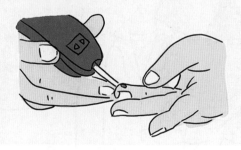

常和糖尿病伴生的疾病还包括高血压、血脂紊乱、脂肪肝、高尿酸血症等，所以定期监测血压、血脂、血尿酸以及做肝脏B 超检查也是必需的。

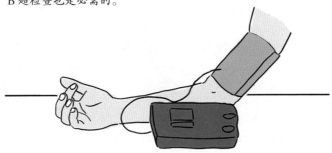

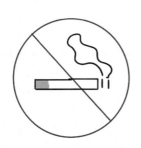

吸烟有害健康。吸烟不仅是导致癌症、呼吸系统和心脑血管系统疾病的重要危险因素，也与糖尿病及其并发症的发生发展密切相关。

有研究表明，城市中吸烟的男性糖尿病发病风险是不吸烟者的 1.18 倍，且开始吸烟的年龄越小，吸烟的量越大，糖尿病发病风险就越高。

吸烟会增加糖尿病者并发症发病风险

吸烟会增加糖尿病各种并发症的发生风险，尤其是大血管病变。吸烟能使糖尿病患者全因死亡风险增加 48%、冠心病的发病风险增加 54%、脑卒中风险增加 44%、心肌梗死风险增加 52%。吸烟还可损伤肾小球的结构和功能，增加尿蛋白和糖尿病肾病的发生。流行病学调查显示，随着吸烟量的增加，中国男性 2 型糖尿病患者的空腹血糖和 HbA1c 均呈上升趋势；而随着戒烟年限的增加，戒烟者

的空腹血糖和 HbA1c 均逐渐下降，戒烟超过 10 年可使空腹血糖和
HbA1c 分别降低 0.44 mmol/L 和 0.41%。

健康生活七大秘诀

（1）管理好体重，防止肥胖或超重。

（2）养成运动的习惯，避免饭后立即躺下和卧床。

（3）调整饮食结构，少吃高热量的食物，增加食物中膳食纤维
的比例。

（4）戒烟酒。长期抽烟喝酒可导致机体氧化应激增加，容易导
致糖尿病的发生。

（5）少吃甜食。尤其是碳酸饮料和甜点，甜食的热量比较高，
长期食用会导致机体能量过剩。

（6）养成早睡早起的习惯。长期熬夜会导致糖脂代谢紊乱，从
而出现高血糖、高血脂、高血压；熬夜常会在半夜进餐，从而增加
了机体胰岛的负担。

（7）调节情绪，避免给自己太大压力。长期的负面情绪会导致
神经和内分泌功能紊乱，容易引发糖尿病。

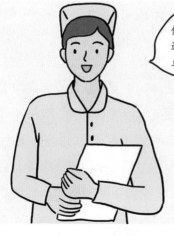

健康的生活方式就是通过合理膳食、适量运动，达到能量与营养的供需平衡，维持正常的生理状态。

民民听了低头思索着什么，全全则频频点头。

只见准妈妈欢欢边吃龙眼边不停地唠叨着。

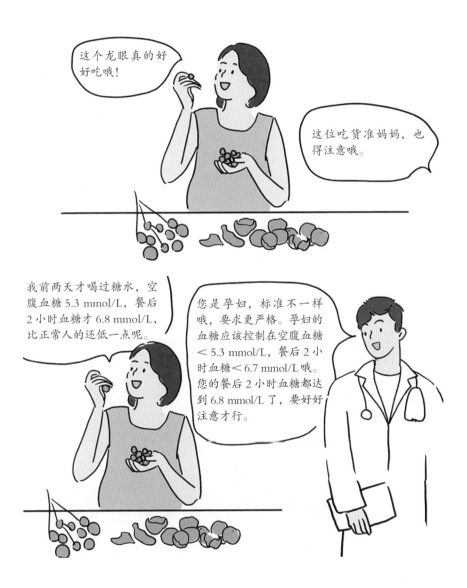

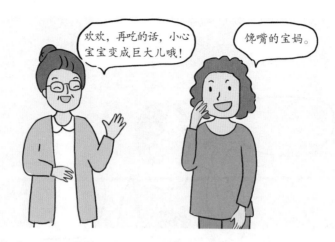

大家转头，只见馋嘴准妈妈欢欢面前的龙眼壳堆得小山似的，都不约而同地笑了。

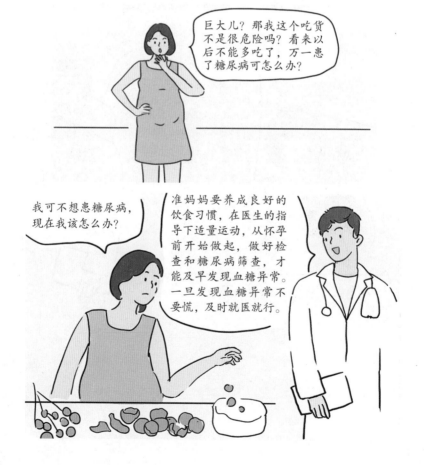

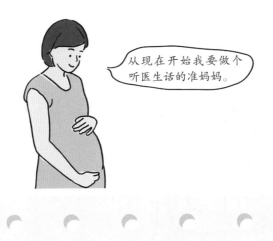

从现在开始我要做个听医生话的准妈妈。

妊娠期高血糖的孕妈妈要注意什么呢?

（1）注意饮食和适当运动。妊娠期间的饮食原则为既能保证孕妇和胎儿的营养需要，又能维持血糖在正常范围内，而且不发生饥饿性酮症，尽可能选择血糖生成指数不高的食物。应实行少量多餐制，每日分 5 ～ 6 餐，主食的 1/3 ～ 1/2 分餐到加餐有助于餐后血糖的控制。随着孕周调整每日能量摄入，孕中晚期需每天增加 200 ～ 300 kcal 的能量。鼓励孕期进行适当运动，包括有氧运动及抗阻运动，每次运动时间不超过 45 分钟。

（2）血糖监测。血糖控制稳定或不需要胰岛素治疗的妊娠糖尿病妇女，每周至少测定 1 次全天 4 点（空腹和三餐后 2 小时）血糖，其他患者酌情增加测定次数。连续血糖监测适用于血糖欠佳的孕前糖尿病患者，尤其是 1 型糖尿病患者。因孕中晚期红细胞转换速度加快，以及受妊娠期贫血的影响，HbA1c 常常被低估，对妊娠糖尿病的应用价值有限。孕前糖尿病患者的 HbA1c 结果判定需考虑影响因素。

（3）体重管理。孕前肥胖及孕期体重增加过多均是妊娠糖尿病的高危因素，需从孕早期就制订孕期增重计划，结合基础体重指数，估算孕期允许增加的体重。孕期坚持规律产检，监测体重变化，保证合理的体重增长。

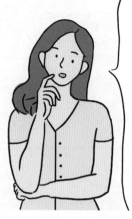

你跟我们说了那么多，我来总结一下糖尿病预防的六大注意事项：

1. 保持好情绪。
2. 保持理想体重。
3. 合理的饮食。
4. 适量运动。
5. 戒烟戒酒。
6. 早睡早起，养成好习惯。

做到这些就可以远离糖尿病了，对吗？

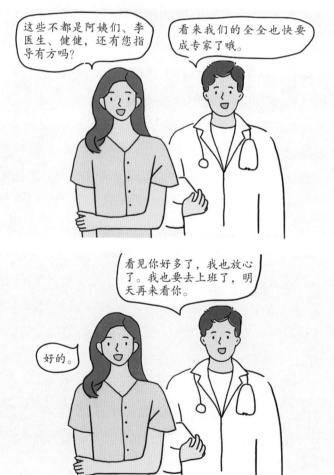

这些不都是阿姨们、李医生、健健，还有您指导有方吗？

看来我们的全全也快要成专家了哦。

看见你好多了，我也放心了。我也要去上班了，明天再来看你。

好的。

此时，李医生缓步走进病房，开始询问各位患者的情况。

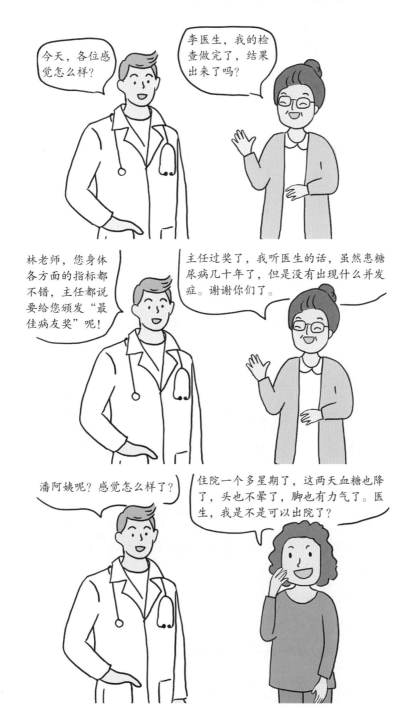

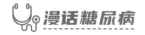

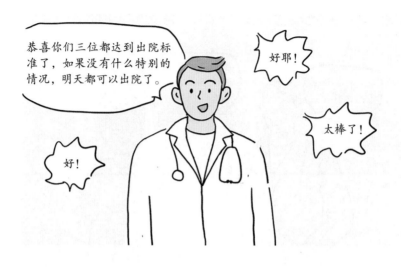

糖尿病管理"预防远胜于治疗"

1.2 型糖尿病预防

（1）型糖尿病三级预防目标。

一级预防的目标是控制 2 型糖尿病的危险因素，预防 2 型糖尿病的发生。

二级预防的目标是早发现、早诊断、早治疗，在已确诊的患者中预防糖尿病并发症的发生。

三级预防的目标是延缓已存在的糖尿病并发症的进展，降低致残率和死亡率，改善患者的生存质量。

（2）型糖尿病三级预防策略。

①一级预防策略。

是指在一般人群中开展健康教育，提高人们对糖尿病防治的知晓度和参与度，倡导合理膳食、控制体重、适量运动、限盐、戒烟、限酒、心理平衡的健康生活方式，增强人们整体的糖尿病防治意识。

②二级预防策略。

是指在高危人群中开展糖尿病筛查，及时发现糖尿病、及时进行健康干预等，在已诊断的患者中预防糖尿病并发症的发生。

a. 高危人群的糖尿病筛查。

可以通过居民健康档案、基本公共卫生服务及机会性筛查（如在健康体检中或在进行其他疾病的诊疗时）等渠道发现高危人群。糖尿病筛查有助于早期发现糖尿病，提高糖尿病及其并发症的防治水平。

糖尿病筛查的年龄和频率：对糖尿病高危人群，宜及早进行糖尿病筛查；对首次筛查结果正常者，宜每 3 年至少重复筛查 1 次。

糖尿病筛查的方法：对具有至少一项危险因素的高危人群，应进一步进行空腹血糖或任意点血糖筛查。其中，空腹血糖筛查是简单易行的方法，宜作为常规的筛查方法，但有漏诊的可能性。

b. 血糖控制。

对于新诊断、年轻、无严重并发症的 2 型糖尿病患者，建议及早严格控制血糖，以降低糖尿病并发症的发生风险。

c. 血压控制、血脂控制。

建议对没有明显血管并发症但心血管疾病风险高危或极高危的 2 型糖尿病患者，采取降糖、降压、调脂（主要是降低低密度脂蛋白水平）治疗，以预防心血管事件和糖尿病血管病变的发生。

③三级预防策略。

是指延缓 2 型糖尿病患者并发症的进展，降低致残率和死亡率，从而改善患者的生活质量和延长寿命。

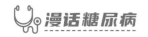

2. 综合评估

在制订个性化自我管理方案之前，需要进行综合、系统的评估，包括糖尿病相关临床指标评估、并发症评估及饮食习惯、运动习惯、生活方式、心理状态、依从性、注射技术等方面的评估。

评估过程中需要与医务人员充分沟通，以免遗漏信息。评估方式和评估内容要根据患者的年龄、病程、接受程度等来判定，避免引起患者对自我管理的抵触心理，从而制订切实可行的自我管理计划。

3. 个性化目标

糖尿病患者常合并代谢综合征，如高血压、血脂异常、肥胖症等，因此糖尿病患者不仅要控制血糖，还要降压、调脂、控制体重，改善生活方式，只有全面达标，才能有效控制糖尿病。目标设定要注重个体化，应根据患者的年龄、病程、预期寿命、并发症或合并症等情况进行综合考虑。

4. 管理计划

（1）情绪管理：糖尿病会给患者带来不同程度的情绪反应，如沮丧、易怒、多虑、孤独感、挫败感、内疚感等。调节自己的情绪对有效控制病情有显著的促进作用，如坦然看待患病事实、科学的治疗，不要一味地埋怨自己或家人，要充分做好长期治疗的思想准备，通过听音乐、参加体育锻炼等调节自己的心理状态，放松心情，保持积极向上的心理状态。

（2）自我监测：学习血糖监测相关知识及掌握自我监测技术，对血糖等指标进行规律的自我监测，可以反映治疗效果，指导治疗方案的及时调整，减缓和预防多种并发症发生。自我监测内容包括血糖、HbA1c、血压、血脂、尿微量白蛋白等，监测频次应根据患者的情况制订。

（3）饮食管理：根据中国糖尿病患者的饮食特点，纠正不良饮食习惯，树立科学的饮食观念，应用健康的饮食方法。

（4）运动管理：规律运动可减轻体重、增加胰岛素敏感性，有助于控制血糖，减少心血管危险因素，提升幸福感。如有运动禁忌证，可转诊至运动康复科咨询并获取专业建议。

（5）用药管理：按医嘱服药或注射胰岛素，有疑问及时与医生沟通。

5. 糖尿病并发症的筛查与防治

（1）预防和延缓并发症。对于尚未确诊糖尿病并发症的患者，自我管理处方需要包含预防和延缓糖尿病并发症的实用措施，如糖尿病急慢性并发症的识别、糖尿病并发症筛查表（包括检查的项目、时间、频率、意义等）。

（2）并发症的自我管理与日常保健。对于已经患有糖尿病并发症的患者，应根据患者的并发症类型制订自我管理处方，包括定期复查（包括复查项目、复查频次、复查地点、复查前注意事项等）、自我保健（如糖尿病足的日常护理、皮肤护理、牙齿护理等）、注意事项（如糖尿病肾病患者需要注意蛋白质的摄取、糖尿病视网膜病变的患者需要注意运动的强度等）。

（3）心理健康是糖尿病管理中的重要部分，尽早发现内心抑郁焦虑情绪，做好情绪的自我调节，缓解负面情绪，及早摆脱不良心理，恢复自信，不但有助于提高患者的生活质量，也有助于糖尿病的控制，降低糖尿病并发症的风险。如患者不能做好情绪的自我调节，可寻求专业人士的帮助。

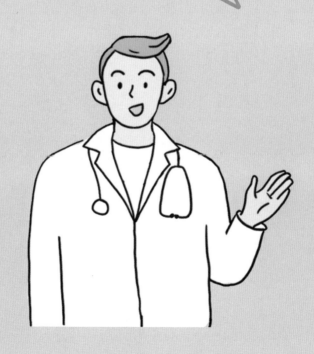

第8章

健健康康，欢欢乐乐
——糖尿病之出院篇
（住院第7天）

病房里，处处是潘阿姨忙碌收拾的身影。只见她手里拿着一双拖鞋，左看看右瞧瞧，床旁 1 袋、2 袋、3 袋……怎么就找不到一个角落可以放下这双可爱的鞋呢……

林老师坐在桌前认真地看着自己的检查单。

美丽的全全站在窗前，这还是她住院这么久以来第一次看着眼前如画般的风景，灿烂的阳光洒在身上，全身暖洋洋的。

李医生迈着轻快的步伐来到病房。

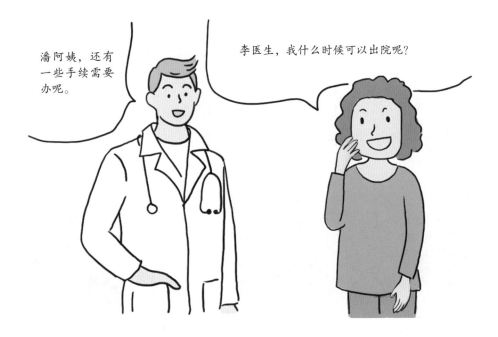

说话间，健健护士推着一辆贴着"出院带药车"字样的治疗车走进病房。小车上有好几个白色塑料袋。看着潘阿姨床前小山似的行李，健健开玩笑地与她交流。

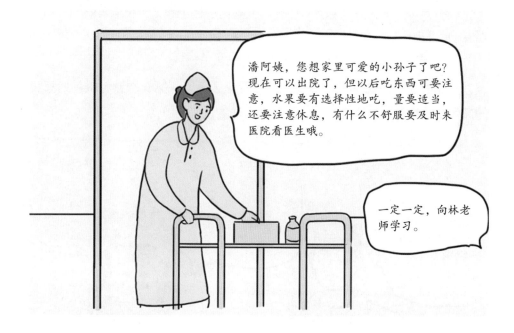

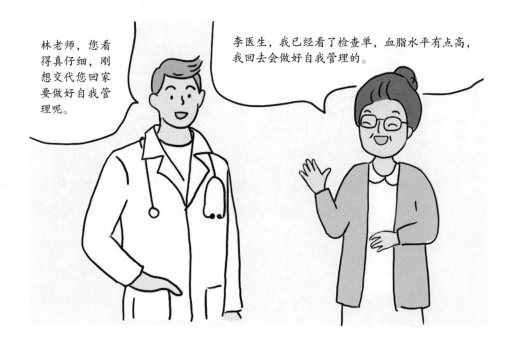

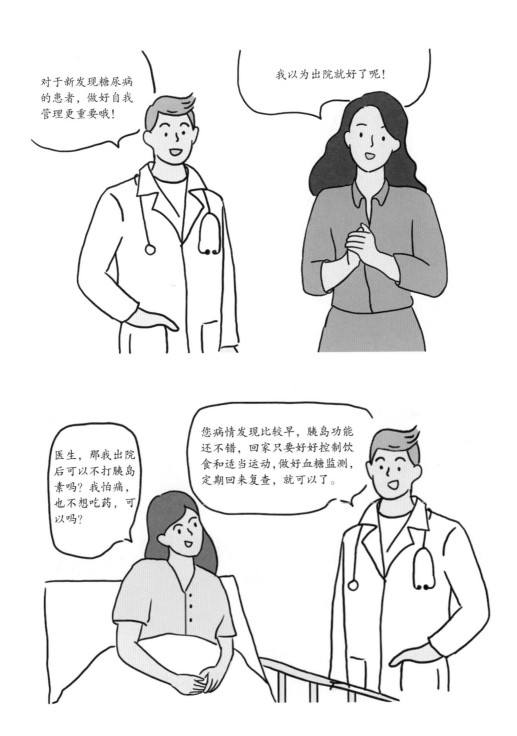

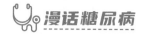
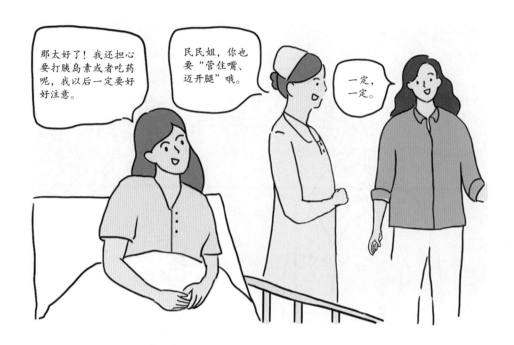

不一会儿，准妈妈欢欢来到了全全的病房。

康康走进病房："准妈妈，你怎么又来了？"

欢欢笑着说："我昨天吃了很多龙眼，平时又特别喜欢吃甜食，我今天来测了一下血糖。幸好没有什么问题。"

康康拍了拍欢欢的肩膀："也别太紧张了！"

孕妇应该如何预防糖尿病呢？

孕妇在做好产检的同时，还要在产科医生、营养师及糖尿病专科医生指导下合理饮食，尽量避免吃过甜、过咸、辛辣刺激的食物，避免暴饮暴食；适当运动；如果出现血糖过高，应及时就医，配合治疗。这样，就可以平安度过孕期。

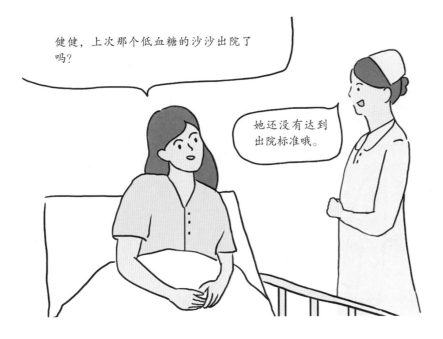

健健，上次那个低血糖的沙沙出院了吗？

她还没有达到出院标准哦。

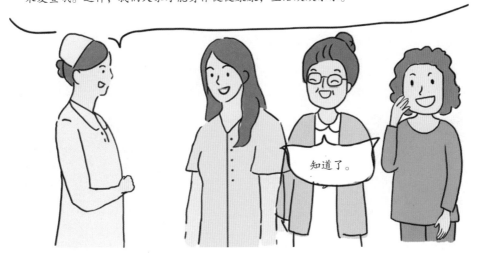

各位各位，最后啰唆一下：恭喜各位，今天大家都出院了，不过大家回去后还是要做到"管好嘴、迈开腿"哦，预祝大家开心生活每一天。记得按医生的叮嘱按时回来复查哦。这样，我们大家才能身体健健康康，生活欢欢乐乐。

知道了。

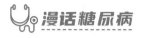

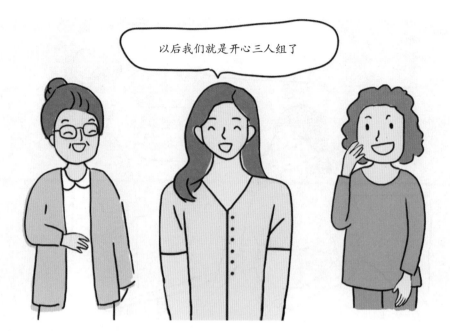